essentials

Essentials liefern aktuelles Wissen in konzentrierter Form. Die Essenz dessen, worauf es als „State-of-the-Art" in der gegenwärtigen Fachdiskussion oder in der Praxis ankommt. Essentials informieren schnell, unkompliziert und verständlich.

- als Einführung in ein aktuelles Thema aus Ihrem Fachgebiet
- als Einstieg in ein für Sie noch unbekanntes Themenfeld
- als Einblick, um zum Thema mitreden zu können.

Die Bücher in elektronischer und gedruckter Form bringen das Expertenwissen von Springer-Fachautoren kompakt zur Darstellung. Sie sind besonders für die Nutzung als eBook auf Tablet-PCs, eBook-Readern und Smartphones geeignet.

Essentials: Wissensbausteine aus Wirtschaft und Gesellschaft, Medizin, Psychologie und Gesundheitsberufen, Technik und Naturwissenschaften. Von renommierten Autoren der Verlagsmarken Springer Gabler, Springer VS, Springer Medizin, Springer Spektrum, Springer Vieweg und Springer Psychologie.

Ellen Prang

Gedächtnistraining 50+ planen, durchführen und evaluieren

Ein kompakter didaktisch-methodischer Praxisleitfaden

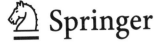 Springer

Ellen Prang
Garbsen
Deutschland

ISSN 2197-6708   ISSN 2197-6716 (electronic)
essentials
ISBN 978-3-658-08486-8   ISBN 978-3-658-08487-5 (eBook)
DOI 10.1007/978-3-658-08487-5

Die Deutsche Nationalbibliothek verzeichnet diese Publikation in der Deutschen Nationalbibliografie; detaillierte bibliografische Daten sind im Internet über http://dnb.d-nb.de abrufbar.

Springer

Gedruckt auf säurefreiem und chlorfrei gebleichtem Papier

Springer Fachmedien Wiesbaden ist Teil der Fachverlagsgruppe Springer Science+Business Media
(www.springer.com)

Was Sie in diesem Essential finden

- Eine Einführung in die Funktion des Gehirns und verbreitete kognitive Störungen bei Älteren
- Einen Überblick über grundlegende didaktische Modelle
- Relevantes Wissen zum didaktischen Handeln
- Einen innovativen Praxisleitfaden zur Konzeption eines Gedächtnistrainings
- Beispiele in jedem Kapitel zum leichteren Transfer in die Praxis

Vorwort

Dieses Essential basiert auf dem **Fachbuch „Gedächtnistraining", herausgegeben von Helga Schloffer, Annemarie Frick-Salzmann und Ellen Prang (Springer Medizin Verlag 2010)**. In dem Hauptwerk werden theoretische und praktische Grundlagen des interdisziplinären Themas ausführlich in allen Facetten von Experten für alle Zielgruppen, z. B. auch für Menschen mit Demenz oder Hörbehinderte oder/und Sehbehinderte dargestellt.

Für diese Veröffentlichung in der Reihe „Essentials" erfolgt eine Spezialisierung auf die Zielgruppe der kognitiv eher fitten Älteren, die ihr Gedächtnis anregen, erhalten und verbessern möchten. Die Leser erhalten in komprimierter Form einen handlungsorientierten, **didaktisch-methodischen Praxisleitfaden** zur Konzeption von effizienten Gruppenstunden und Einzeltrainings. Der Textteil des Hauptwerks wird aktualisiert und ergänzt mit Beispielen, die den Transfer in die Praxis erleichtern.

Das innovative Essential wendet sich an zukünftige Gruppenleiterinnen, die Handlungskompetenz für die Planung, Durchführung und Evaluation von Gedächtnistrainings für Senioren 50+ erwerben wollen, sowie an erfahrene Gedächtnistrainer, Betreuer, Pflegekräfte, Therapeuten und Gerontologen, die eingeschliffene Vorgehensweisen auf den Prüfstand stellen, neue Wege gehen und ihr fachliches Können professionalisieren möchten, denn nur ein didaktisch-methodisch optimierter Stundenaufbau zeigt die gewünschte Wirkung. Die Ausführungen lassen sich leicht auf das Training einzelner Personen übertragen.

Ich danke Frau Claudia Grüner für ihre wertvollen fachlichen Hinweise.

Ellen Prang

Einleitung

Hans kann noch lernen, was Hänschen nicht gelernt hat!

Ein intaktes leistungsfähiges Gehirn ist für alle Menschen die zentrale Ressource, um selbstbestimmt und zufrieden leben zu können. Es ist eine wesentliche Voraussetzung, die Alltagsanforderungen zu bewältigen und neben der subjektiven Bedeutung auch von hoher gesellschaftlicher und ökonomischer Relevanz. Der Verlust kognitiver Fähigkeiten wird als erhebliche Bedrohung angesehen; davor hat jeder Mensch Angst.

Für das Lernen gibt es keine Altersgrenze, denn das Gehirn ist plastisch, so dass es sich ständig verändern und auf Neues einstellen kann. Menschen verfügen über eine geistige Reservekapazität zur Potentialentfaltung der kognitiven Kompetenzen.

Der aufgeklärten Bevölkerung ist hinlänglich bekannt, dass das Gehirn das wichtigste Organ unseres Körpers ist, das trainiert werden muss, damit es ein Leben lang gut funktioniert. Jeder Mensch hat das Bestreben, seine Fähigkeiten zu entfalten und zu erhalten, um autonom leben zu können.

Die Nachfrage nach Gruppenleiterinnen und Gruppenleitern (G), die wirksames Gedächtnistraining (GT) anbieten können, wird auch aufgrund der demografischen Entwicklung steigen.

Nicht nur in Pflegeinstitutionen und als Angebot von ambulanten Pflegediensten, sondern u. a. auch an Volkshochschulen, Reha-Zentren, bei Wohlfahrtsverbänden, Kirchen, Fitnessstudios und Altenclubs wird GT vermehrt nachgefragt.

Der vorliegende **praxiserprobte Leitfaden** erklärt Schritt für Schritt die Planung und Durchführung eines Gedächtnistrainings und gibt wesentliche Informationen, worauf es beim didaktischen Handeln ankommt, damit das „Gehirnjogging" gelingt, die Ziele erreicht werden und die Teilnehmenden (TN) Spaß am Denken haben. Es ersetzt nicht eine Ausbildung zur Gedächtnistrainerin.

Hinweis

Im Text werden sowohl die weibliche und auch die männliche Form verwendet, es sollen sich aber immer beide Geschlechter angesprochen fühlen.

Inhaltsverzeichnis

Abkürzungsverzeichnis

G   Gruppenleiterin/Gruppenleiter, Gedächtnistrainerin/Gedächtnistrainer, Teamerin/Teamer

GT Gedächtnistraining

TN Teilnehmerin/Teilnehmer

Die Plastizität des Gehirns

G sollten wissen, wie das Gehirn funktioniert, wie Inhalte in das Gedächtnis gelangen und welche Erkenntnisse die Neurowissenschaftler bisher erforscht haben. Nur wer das Gehirn kennt, kann ein gehirngerechtes Gedächtnistraining konzipieren und durchführen. In diesem Essential erfolgt ein kurzer Überblick. Ausführliche Artikel, z. B. auch zur Anatomie des Gehirns sind in dem Hauptwerk „Gedächtnistraining", S. 19–59 nachzulesen.

Dank bildgebender Verfahren wie z. B. der Magnetresonanztomografie, kurz MRT genannt, gibt es laufend neue Forschungserkenntnisse über das komplizierteste Organ des Menschen. Die MRT kann die Struktur und Funktion des Gehirns schnittbildhaft darstellen, während der Elektroenzephalograph Gehirnströme aufzeichnet. Es wird sichtbar, welche Areale bei bestimmten Denkinhalten stärker durchblutet werden als andere. Es besteht noch ein erheblicher Forschungsbedarf, denn ganz genau weiß man bisher nicht, wie das Gehirn funktioniert und was in den einzelnen Nervenzellen passiert. Auch wann und wie viele neue Synapsen entstehen, kann von den Hirnforschern bisher nur ansatzweise beantwortet werden. Doch die Plastizität des Gehirns ist erwiesen, das Gehirn kann sich auch im Alter anpassen, denn es ist formbarer, als man noch vor Jahren annahm.

Das Gehirn besteht aus Milliarden von **Nervenzellen (Neuronen)**, die über **Synapsen** miteinander kommunizieren. Die Größe des neuralen Netzwerks wird durch den Input bestimmt. Denken erhält und fördert die Neubildung von Neuronen und Synapsen. Nicht allein die Zahl der Neuronen, sondern die Vernetzung der Synapsen untereinander spielen für die Lernfähigkeit eine wichtige Rolle (Herschkowitz 2008). Insbesondere neue Gedanken und Inhalte, die interessieren und mit Emotionen verbunden sind, führen insbesondere im Hippocampus zur Bildung von

© Springer Fachmedien Wiesbaden 2015
E. Prang, *Gedächtnistraining 50+ planen, durchführen und evaluieren,*
essentials, DOI 10.1007/978-3-658-08487-5_1

Nervenzellen und Synapsen (**Neurogenese**). Die neuen Neuronen sind effizienter als die älteren. Je mehr neue Zellen auch noch im Alter gebildet werden, umso effizienter arbeitet das Gehirn. Dadurch wird der altersbedingte Verlust von Neuronen zumindest teilweise kompensiert (Korte 2012). Rege geistige Aktivität führt zur Stabilität der Synapsen und Nervenzellen, Nichtgebrauch führt zum Abbau. Die Nervenzellen schrumpfen und ihre Fortsätze, die Dendriten, mit denen Signale von anderen Zellen aufgenommen werden, bilden weniger Verzweigungen aus. Das Gehirn reagiert ähnlich wie ein Muskel:

„Use it or lose it"(Benutze es oder verliere es!)

Bildlich kann man es mit einem Trampelpfad im Wald vergleichen. Wird er oft betreten, dann lässt er sich gut wahrnehmen und begehen, wird er wenig benutzt, dann ist er bald zugewachsen und nur schwer zu finden.

Unterteilt wird das Gehirn in verschiedene Areale. Diese 52 Bereiche haben bestimmte Aufgaben. So gibt es z. B. das Musikzentrum, das bei Klavierspielern oder anderen musikalisch aktiven Personen größer ist, als bei Menschen, die sich wenig mit Musik beschäftigen. Dies ist ein Beispiel für die Plastizität des Gehirns. Es führt laufend Auf- und Umbauprozesse durch, um sich anzupassen und sich auf neue Aufgaben einzustellen. Bekannt ist es bereits seit mindestens 1997. Eine kleine Studie des Londoner Instituts für Neurologie wies nach, dass Taxifahrer (79 Probanden) in London mehr graue Hirnsubstanz im Bereich der räumlichen Orientierung aufwiesen als die nicht Taxi fahrende Kontrollgruppe mit 39 Probanden. Wird der Beruf des Taxifahrers nicht mehr ausgeübt, dann schrumpft allerdings das Areal allmählich. Nur in der beanspruchten Region entwickeln sich neue Neuronen und Synapsen, während andere Areale fast unbeeinflusst bleiben. Der Londoner Taxifahrer, der Unmengen von Straßen kennt, verbessert zwar seinen Ortssinn und seine Orientierungsfähigkeit, aber kaum sein allgemeines kognitives Leistungsvermögen. Ähnlich verhält es sich mit anderen Fähigkeiten. Ein Transfer findet selten statt.

Das gesunde Gehirn kann bis zum Tod neue Inhalte aufnehmen, speichern und wieder abrufen. Die Plastizität nimmt allerdings im Alter ab. Körperliches und geistiges Training möglichst vielfältiger Art kann aber die Plastizität erhalten auf einem Niveau, das einem viel jüngeren Lebensalter entspricht (Kempermann 2007).

Menschen, die sich ihr Leben lang geistig auch mit neuen Inhalten fordern, regelmäßig Sport treiben, auf eine gesunde, mediterrane Ernährung achten und soziale Kontakte pflegen, entwickeln eine neuronale Reserve, die das Demenzrisiko reduziert und eine bessere Kompensation von Verlusten im Alter ermöglicht (Kempermann 2007). Hohe Anforderungen fördern den Aufbau, allerdings wird mit Überforderung das Gegenteil verursacht. Je vielfältiger die Anregungen, desto komplexere neuronale Strukturen entstehen und Inhalte können präziser und schneller aufgenommen, verarbeitet und gespeichert werden.

Es gibt verschiedene Speichersysteme (hypothetische Konstrukte). Wenigstens drei Speicherbereiche lassen sich wie in Abb. 1.1 dargestellt voneinander unterscheiden.

Gemäß der Abb. 1.1 wird eine Information durch die Sinnesorgane wahrgenommen und in **den sensorischen Speichern** kurzfristig registriert. Hier werden 2 Speicher unterschieden. Visuelle Informationen gelangen in den **ikonischen Speicher** und akustische in das **Echo-Gedächtnis**.

Wenn keine Störung, z. B. durch eine Ablenkung stattfindet, dann gelangt die Information in den **Kurzzeitspeicher**, der auch als Arbeitsgedächtnis bezeichnet wird, denn hier wird der Inhalt bewusst und es wird entschieden, ob die Information wichtig ist und in den **Langzeitspeicher** aufgenommen werden soll (Filter). Die Speicherdauer beträgt max. 1 min und die Speicherkapazität ist begrenzt und beträgt durchschnittlich 7 Merkeinheiten plus minus 2, die gleichzeitig zur Verfügung stehen (Miller 1956). Eine Erhöhung ist durch Training möglich. Zwi-

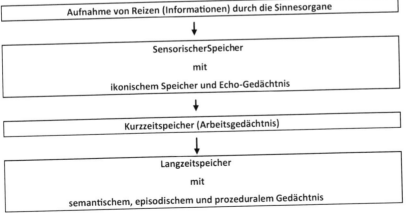

Abb. 1.1 Drei-Speicher-Modell

schen dem sensorischen Speicher und dem Kurzzeitspeicher verlaufen die Grenzen fließend. Eine Weiterleitung in das Langzeitgedächtnis zur lebenslangen Speicherung ist nicht immer der Fall. Es muss u. a. eine innere Bereitschaft vorliegen, Konzentration und Aufmerksamkeit. Insbesondere Wiederholung, Visualisierung, Verknüpfung mit bereits gespeicherten Inhalten und weitere Lerntechniken (siehe 4.1.5) erhöhen die Wahrscheinlichkeit, dass der Inhalt in das Langzeitgedächtnis mit seiner unbegrenzten Kapazität abgelegt wird und wieder abgerufen werden kann, wenn die Information am richtigen Ort gespeichert wurde. Fakten werden im **semantischen Gedächtnis**, Erlebnisse **im episodischen Gedächtnis** und motorische Fähigkeiten wie Radfahren oder Schwimmen **im prozeduralen Gedächtnis** gespeichert und gehen bei gesunden Menschen ein Leben lang nicht verloren.

Zum besseren Merken kann man es sich visuell so vorstellen: Wird ein Inhalt in die falsche Schublade abgelegt, dann kann er nicht mehr gefunden werden. Ist der Inhalt schon vor sehr langer Zeit gespeichert, dann liegt er ganz hinten in der Schublade und wird erst nach längerem Suchen gefunden und manchmal klemmt auch die Schublade, und es dauert noch länger mit dem Abruf oder es ist zu dem gewünschten Zeitpunkt nicht abrufbar.

Die Qualität des Gedächtnisses hängt in erster Linie davon ab, ob Gespeichertes sicher und schnell abgerufen werden kann. Hierbei ist von enormer Wichtigkeit, ob die Eindrücke bildhaft und emotional aufgenommen werden. Neben konkreten Inhalten speichert das Gedächtnis die nebenbei laufenden „episodischen" Eindrücke. Das „episodische" Gedächtnis trägt dazu bei, dass der Erinnerungsvorgang erleichtert wird, denn die begleitenden Umstände werden zum Abrufsignal. Eine Verbindung ist dann kaum mehr herstellbar, wenn der Schlüssel zum Abruf der gespeicherten Information fehlt.

Vielleicht ist der Inhalt auch gar nicht oder unzureichend gespeichert worden. Ein Grund kann die beeinträchtigte Qualität des Schlafes sein. **Regelmäßiger gesunder Schlaf** trägt nämlich dazu bei, dass die am Tag erlebten Erfahrungen sicher gespeichert werden, denn das Gehirn arbeitet immer. „Das geordnete Wechselspiel von Tiefschlaf und Traumschlaf dient dem Transfer und der Off-line-Verarbeitung von neu erlernten Inhalten!" (Spitzer 2007, S. 133). Das Gelernte wird eingefügt in die schon bestehenden Inhalte. Es geschieht ein Umbau im Langzeitspeicher, der zu neuen Erkenntnissen und Ideen verhelfen kann. Jeder hat es schon erlebt, dass am Abend ein Problem unlösbar erschien und dann am Morgen war der Weg zur Lösung klar (Herschkowitz 2008, S. 70). Viele Ältere klagen über Schlafstörungen. Nachts wird das Stresshormon Cortisol freigesetzt, das dem intensiven Tiefschlaf im Alter entgegenwirkt. Dies kann auch eine Ursache für das Problem mit dem Behalten von Inhalten sein (Markowitsch 2009).

Veränderungen der kognitiven Leistungen

2

Die kognitive Leistungsfähigkeit im Alter ist das Ergebnis des Zusammenwirkens vieler Bedingungen. Leistungsabfall ist weniger eine Funktion des kalendarischen Alters als der biologischen, psychischen, sozioökonomischen und soziokulturellen Bedingungen. Vor allem die Bildungsbiografie und das Selbstbewusstsein haben einen entscheidenden Einfluss. Die Ausgangsbegabung, der Gesundheitszustand, der veränderte Stoffwechsel und ein anregendes, stimulierendes soziales Umfeld sind ebenfalls Komponenten, die nicht zu unterschätzen sind.

In der Vergangenheit war die Defizitthese weit verbreitet. Viele Ältere haben sich damit identifiziert. Ihr Selbstvertrauen ist beeinträchtigt, sie strengen sich nicht wirklich an, weil sie glauben, ihr Gehirn könne keine neuen Inhalte mehr lernen. Dieser Hemmfaktor ist häufig zu beobachten und „selfullfilling prophecy" ist die Folge. **Negative Selbstbilder** rufen genau das hervor, was sie unterstellen: Vergesslichkeit, Verlangsamung und Kreativitätsverlust. Die Überbehütung von Älteren führt oft auch zur Abnahme der kognitiven Leistungen im Alter. Wenn Probleme nicht mehr selbst gelöst werden müssen und Tätigkeiten von anderen ausgeführt werden, verlieren sie schnell diese Fähigkeiten, da die stetige Übung fehlt. Wird den Älteren nichts mehr zugetraut, verlieren sie nach und nach ihr Selbstvertrauen in die eigenen Kompetenzen (**negative Fremdbilder**). Erwartungen anderer Personen beeinflussen die Kognition erheblich.

Viele Studien belegen, dass die geistige Leistung im Alter individuell ist. Neben Individuen, die noch im hohen Alter ein breites Spektrum an kognitiven Fähigkeiten zeigen, gibt es solche, deren geistige Funktionen stark nachlassen. Bis ins hohe Alter ist Lernen möglich, doch insbesondere in 6 Bereichen kann es zu Beeinträchtigungen kommen, die aber noch lange kompensierbar sind.

© Springer Fachmedien Wiesbaden 2015
E. Prang, *Gedächtnistraining 50+ planen, durchführen und evaluieren,*
essentials, DOI 10.1007/978-3-658-08487-5_2

2.1 Kapazität

Die Merkfähigkeit kann im Alter nachlassen, da eine kurzfristige Aufnahme von Inhalten aufgrund eines reduzierten Umfangs des Arbeitsspeichers erschwert ist. Insbesondere die Aufnahme mehrerer Inhalte gleichzeitig hat zur Folge, dass dann kaum noch Teile gespeichert werden können (Multitasking). Deshalb ist besonders im Alter das Multitasking zu vermeiden. Die Konzentration auf eine Information erhöht die Merkleistung.

2.2 Verarbeitung

Eine ungenaue Zuordnung von neuen Informationen, eine reduzierte Nutzung von Strategien und eine unzureichende aktive und vielfältige Verknüpfung mit gespeicherten Gedächtnisinhalten beeinträchtigen die Speicherung im Gehirn. Eine intensive Auseinandersetzung mit den Themen, Wiederholungen und das Üben von Lernstrategien können die Defizite minimieren.

2.3 Tempo

Dieses Defizit ist im Alter oft zu beobachten. Schnell dargebotene Informationen können nicht mehr aufgenommen und verarbeitet werden. Erst nach mehrmaligem Wiederholen ist dann eine Speicherung möglich. Hänschen lernt schneller als Hans.

Reaktionsübungen und Logicals tragen zur Schnelligkeit im Denken bei.

2.4 Abruf

Aufgrund der vielen gespeicherten Gedächtnisinhalte kann es zur Verzögerung der Verfügbarkeit kommen. Besonders Dinge, die lange nicht mehr abgerufen wurden, sind schwerer abrufbar. Man hat es auf der Zunge (Zungenphänomen), aber der Zugriff ist in dem Moment nicht möglich. Die Ursache kann an der unzureichenden Verarbeitung von Inhalten und Stress liegen. Reproduktions- und Wortfindungsübungen sind Beispiele, die den Abruf verbessern können.

2.5 Dedifferenzierung

Ehemals separat gespeicherte Informationen verschmelzen. Beispiel: Eine Person erhält eine Nachricht über ein Zugunglück in Innsbruck und von einem Autounfall in Bern, und sie verwechselt beim Abrufen die Orte. Dieser Effekt wird auch als Interferenz bezeichnet. Ähnliche Informationen, Namen, Wörter werden gelegentlich im Alter vermischt. Interferenz entsteht auch, wenn frühere Lernprozesse und Erkenntnisse korrigiert werden sollen. Diese gespeicherten Elemente hemmen die Aneignung von neuen Wissensinhalten (Prang 1997).

2.6 „Fluide" und „kristalline" Intelligenz

Das Modell von Horn und Cattell (1966) unterscheidet diese beiden Bereiche. Mit fluider Intelligenz werden kognitive Leistungen wie Flexibilität, Informationsverarbeitungsgeschwindigkeit, schlussfolgerndes Denken, Abstraktionsvermögen und Umstellungsfähigkeit bezeichnet. Die kristalline Intelligenz hingegen beinhaltet die im Laufe unseres Lebens gelernten Kulturtechniken und -inhalte, (z. B. lesen, rechnen, schreiben), also unser Wissen, das wir in der Schule, durch eigene Erfahrungen und von anderen gelernt haben. Beide Intelligenzbereiche entwickeln sich unterschiedlich. Die kristalline Intelligenz bleibt leistungsmäßig konstant und kann bis ins hohe Alter sogar noch gesteigert werden, während die fluide Intelligenz abnimmt.

Diese möglichen Defizite, die häufig erst im späteren Alter massiv und individuell auftreten, können durch ein ganzheitliches Gedächtnistraining mit einem breiten Spektrum an kognitiven Zielen und die dadurch bleibende Neuroplastizität und Neurogenese verringert werden.

Fehlende Konzentration und Ausdauer, Nichtgebrauch einzelner kognitiver Fähigkeiten sowie fehlende Lernstrategien (4.1.5) sind u. a. Ursachen der Defizite. Durch gezieltes kontinuierliches Üben im GT merken die TN bald Leistungssteigerungen des Gedächtnisses, die sich vorteilhaft auf Selbstwertgefühl und Lebensqualität auswirken. Eine präzise Wahrnehmung mit möglichst vielen Sinnen schafft die Grundvoraussetzung für die Aufnahme und die Verarbeitung von Inhalten in das Gedächtnis. Deshalb müssen Wahrnehmungsübungen stets Bestandteil des GT sein. Wortfindungsübungen erweitern und festigen den Wortschatz. Kreativitätsübungen führen zu mehr Fantasie und neuen Ideen und die Übungen zum logischen Denken tragen dazu bei, dass die Alltagskompetenzen erhalten und verbessert werden. Zur Förderung der fluiden Intelligenz sind induktive Denkaufgaben einzusetzen. Bei diesen Übungen geht es um das Erkennen von

Gesetzmäßigkeiten. Es werden allgemeine Regeln aus Einzelfällen abgeleitet und nur scheinbare Regelhaftigkeiten entdeckt. Das Trainieren des induktiven Denkens ist sehr hilfreich für die Bewältigung der Alltagsanforderungen, wie 109 experimentelle Studien nachweisen konnten (Klauer 2014). Einen ähnlichen Effekt erzielen deduktive Übungen. Bei der Deduktion schließt man vom Allgemeinen auf das Einzelne. Generell ist es aber so, dass nie nur eine einzelne kognitive Fähigkeit durch Denk- und Gedächtnisaufgaben trainiert wird, gleichzeitig verbessern sich je nach Anforderung Ausdauer, Wahrnehmung, Konzentration, Urteilsfähigkeit, Flexibilität und die Fähigkeit der Verknüpfung mit bestehenden Gedächtnisinhalten sowie andere kognitive Leistungen. Zu bedenken ist, nicht Wissen steht an erster Stelle, sondern der Spaß am Denken, Probieren, Austüfteln, Einkreisen, Überlegen, Überprüfen (siehe auch Puck 2010a).

Didaktik (griech: didaskein = lehren) beschäftigt sich mit Theorie und Praxis des Lehrens und Lernens und ist eine Unterdisziplin der Pädagogik und Geragogik. Ziel ist die Optimierung der Lehr- und Lernorganisation. Transferiert auf das Gedächtnistraining geht es um die Frage, wie die Gedächtnistrainerin ein fachlich qualifiziertes, professionelles Gedächtnistraining konzipiert.

Lange Zeit bezog sich Didaktik allein auf schulischen Unterricht, doch schon seit vielen Jahrzehnten konstituiert sie sich als Kontext übergreifende Disziplin, die sich mit der Analyse, Planung, Durchführung und Evaluation auch von außerschulischen Lernangeboten beschäftigt.

Nach Jank und Meyer (1994, S. 16) geht es bei der Didaktik um die Frage **„wer was wann mit wem wo wie womit warum und wozu lernen soll"**.

Nicht nur das „Was", sondern auch das „Wie" des Unterrichtens ist Gegenstand der Didaktik. Somit ist die „Methodik" als eine Teildisziplin der Didaktik zu verstehen.

Es gibt eine Vielzahl didaktischer Modelle mit unterschiedlichen wissenschaftlichen Ansätzen und Positionen. Diese Konzepte liefern Vorschläge und Hilfen für Lehrende zur Organisation von pädagogischen und geragogischen Veranstaltungen.

Zwei international bekannte didaktische Modelle und die Neurodidaktik sollen im Folgenden beschrieben werden, da sie wichtige Grundprinzipien für die Durchführung von Gedächtnistrainings enthalten.

© Springer Fachmedien Wiesbaden 2015
E. Prang, *Gedächtnistraining 50+ planen, durchführen und evaluieren,*
essentials, DOI 10.1007/978-3-658-08487-5_3

3.1 Konstruktivistische Didaktik

Dieses Modell geht von folgender These aus: „ Wissen kann nie als solches von einer Person zur anderen übermittelt werden (…). Die einzige Art und Weise, in der ein Organismus Wissen erwerben kann, (besteht darin), es selbst aufzubauen oder für sich selbst zu konstruieren" (von Glasersfeld 1987, S. 133). Die Teilnehmer bekommen keine Lösungen geboten, sondern erhalten entsprechendes Material, um selbst zu üben, das Wissen zu erweitern und Ergebnisse zu erhalten. Die Leitende regt an und fördert Kommunikation und Kooperation in der Gruppe. Nur durch selbständig ausgeführte Tätigkeiten ist nachhaltiges Lernen möglich. Das Gehirn erhält Impulse. Denkprozesse fördern die Synapsenbildung und den Austausch der Neuronen untereinander und das Ziel der geistigen Aktivierung wird erreicht. Gleichzeitig wird die Motivation gefördert, da der Trainierende durch die selbsterarbeiteten Lösungen oft Erfolge erlebt, die Glücksgefühle auslösen können. Diese positiven Verstärker steigern nicht nur die Motivation, sondern auch das Selbstbewusstsein.

3.2 Kommunikative Didaktik

Im zweiten tragenden Modell wird nicht mehr die Vermittlung von Wissen in den Vordergrund gestellt, sondern der Blick wird auf das Beziehungsgeschehen in der Interaktion der TN untereinander und zwischen dem Dozenten und den TN gerichtet. Wie miteinander kommuniziert wird, beeinflusst das Lernen (Schäfer und Schaller 1976). An den Kommunikationsprozessen ist erkennbar, ob eine stressfreie und offene Lernatmosphäre ohne Zeitdruck besteht. Nur dann kann effektiv gelernt werden und das Gehirn erhält Anregung. Der G hat mit seinem Verhalten, didaktischen Handeln und Sinn für Humor einen erheblichen Einfluss auf das Gruppengeschehen.

3.3 Neurodidaktik

Auch den Neurowissenschaftlern geht es um das Optimieren des Lernens. Die ersten Studien erfolgten durch den Freiburger Wissenschaftler Preiß, er führte den Begriff Neurodidaktik als neue wissenschaftliche Disziplin 1988 ein (Westerhoff 2008, S. 36). Durch bildgebende Verfahren können die Hirnforscher beobachten, wie sich das Gehirn durch Lernvorgänge verändert. Grundlegende Lernmechanismen werden aufgedeckt und daraus können „hirngerechte" Lernstrategien abgeleitet werden. Durch Denken werden die Vernetzungen zwischen den Nervenzellen erweitert und stabilisiert. So entstehen neuronale Landkarten. Verkürzt beschrieben, werden Erfahrungen im Hippokampus registriert, gespeichert und dann an die Großhirnrinde zur dauerhaften Verankerung weitergegeben.

Dies geschieht nach den **Erkenntnissen der Neurodidaktiker** am besten, wenn u. a.

- **selbst gehandelt und häufig wiederholt wird, da das Gelernte oft erst nach vielen Wiederholungen im Langzeitgedächtnis dauerhaft gespeichert wird. Nur eine intensive Beschäftigung mit den Inhalten hinterlässt Spuren im Gedächtnis (Spitzer 2007, S. 9).**
- **Inhalte sinnvoll, neu, bedeutsam und interessant sind und eine Verknüpfung mit bereits Gelerntem hergestellt werden kann.**
- **ein positives soziales Klima herrscht, denn Kognition ist ohne Emotionen nicht möglich (Westerhoff 2008, S. 39). Angst und Stress führen zu Denkblockaden.**
- **nicht abstrakt, sondern durch Beispiele und Geschichten gelernt wird (Spitzer 2007, S. 35). So werden Gefühle angesprochen, die einen starken Einfluss auf die Gedächtnisleistung haben. Visualisierungen sind leichter möglich.**
- **das Gehirn die nötige Zeit bekommt für die Verankerung von Informationen und keine Störungen den Lernprozess unterbrechen.**
- **das Denken Spaß bringt und Erfolgserlebnisse die Motivation und das Selbstwertgefühl steigern. Das Glücksgefühl führt zur verstärkten Ausschüttung des Neurotransmitters Dopamin und anderen Botenstoffen.**

Wer richtig mit seinem Gehirn umgeht, schafft wahre Höchstleistungen, behauptet Spitzer (2007), der als Vorkämpfer der Neurodidaktik im deutschsprachigen Raum gilt.

Viele Pädagogen stehen der Neurodidaktik skeptisch gegenüber und meinen, dass das neurobiologische Wissen kaum neue Erkenntnisse bringt und größtenteils in den didaktischen Modellen impliziert ist. Doch die Hirnforschung kann Hilfestellung leisten, die Pädagogik aber nicht ersetzen.

Zwei unbestrittene Postulate fast aller didaktischen Modelle sind die Zielgruppenorientierung und Teilnehmerpartizipation. Eine professionelle Gedächtnistrainerin sollte diese in ihren Kursen unbedingt berücksichtigen!

3.4   Postulat 1: Zielgruppenorientierung

Für das GT empfiehlt es sich, zu Beginn Zeit zum Kennenlernen einzuplanen. Einerseits sollen sich die TN näherkommen und andererseits hat G die Chance, biografische und andere Informationen zu erhalten. Dies ermöglicht ihr den zielgruppenspezifischen Ansatz. Sie kann die Inhalte aus dem Lebenszusammenhang der TN wählen, an ihre Wissensinhalte, Niveau, Bedürfnissen und Neigungen anknüpfen. Kenntnisse der empirisch vorfindbaren als auch der objektiven und subjektiven Lebensgeschichte sind bei der Planung vorteilhaft. Die sogenannte Kohortenforschung gibt Einblick in die Denkweise und das Erleben von verschiedenen Altersgruppen. Die Ergebnisse bilden die Basis für die Auswahl der Inhalte, die TN interessieren und sie können eventuell Verknüpfungen zu den bereits vorhandenen im Gehirn gespeicherten Themen herstellen.

In diesem Zusammenhang ist es auch von Bedeutung, das G wahrnimmt, welche speziellen Gedächtnisschwächen jeder TN bisher bei sich feststellte, um aus diesen Informationen gemeinsame Ziele für das Gedächtnistraining zu entwickeln (Prang 1997, S. 65). Die TN haben oft ganz konkrete Vorstellungen, was sie trainieren wollen. Sie bemerken kognitive Defizite im Alltag und möchten diese durch die Teilnahme am GT minimieren. Beispielsweise wird erzählt, dass sie oft etwas verlegt haben und viel Zeit mit dem Suchen von Gegenständen verbringen. Die G sollte dann verschiedene Lerntechniken (4.1.5) vorstellen und mit der Gruppe üben. Auch das Motiv der Teilnahme am GT ist von Bedeutung. Viele TN haben auch andere Motive als die Erhaltung und Förderung der kognitiven Leistungen. Sie wollen eventuell neue soziale Kontakte knüpfen und wünschen Geselligkeit. G sollte auch diese Bedürfnisse in ihrer Kursplanung berücksichtigen und durch Gruppenarbeit und integrierten Pausen die Kommunikation untereinander fördern.

3.5   Postulat 2: Teilnehmerpartizipation

Das didaktische Prinzip der Teilnehmerpartizipation, das heißt, die Berücksichtigung der Bedürfnisse und Neigungen der TN und ihre aktive Mitbestimmung und Mitgestaltung am Kursgeschehen, ist vor allem mit der Diskussion um die emanzipatorische Funktion der Bildung in den Vordergrund didaktischer Überlegungen gerückt. Begründet wird das Leitprinzip nicht nur aus lernpsychologischen Effektivitätserwägungen entsprechend der Erkenntnis, dass nur dann erfolgreich gelernt werden kann, wenn sich Ziele, Inhalte und Methoden mit den TN decken und ein „Anschlusslernen" an die Erfahrungen und die vorhandenen Wissensbestände ermöglicht wird, sondern weil man auch davon ausgehen kann, dass die TN selbst so kompetent sind, dass sie Ziele und Inhalte festlegen können. Die G hat sich eher als Lernhelferin zu verstehen, die verschiedene Angebote anbietet und die TN treffen eine Auswahl oder setzen Akzente. Außerdem sollten die Kompetenzen der TN genutzt werden, indem sie ihr Wissen und Können präsentieren können. Es ist erstaunlich, worüber Ältere umfassend informiert sind. Einige Ältere spezialisieren sich auf Bereiche, in denen sie weiterhin hohe kognitive Leistungen erbringen können und kompensieren damit altersdefizitäre Gebiete. Baltes und Baltes (1989) beschreiben diesen Prozess als **Optimierung mit Selektion und Kompensation**.

Dies setzt eine offene Kursplanung voraus. Die G-Orientierung der TN sollte schrittweise abgebaut werden, damit eine aktive Beteiligung und selbstbestimmtes Lernen in den Vordergrund treten kann.

> **Planung ist vorweggenommene Praxis, die selten mit dem Kursverlauf übereinstimmt. Sie darf keinen einengenden Charakter haben und ist eher als Leitfaden zu verstehen, der jeder Zeit von den TN modifiziert werden kann. Ein erhebliches Maß an Flexibilität, Spontanität und Einfühlungsvermögen wird von der Leitenden verlangt und ist Voraussetzung für das Gelingen.**
>
> **Aber Planung ist unerlässlich, Gedächtnistrainingsstunden dürfen nicht dem Zufall überlassen sein, damit zielorientiert, zeiteffektiv und nachprüfbar gelernt und kognitive Fähigkeiten angeregt werden. Unvorbereitete Gruppenstunden, die ohne definierte Ziele stattfinden, sind kaum wirksam und allenfalls Beschäftigungsstunden zur Unterhaltung. Wichtig sind auch Reserveinhalte, denn es kann passieren, dass die TN schneller oder langsamer arbeiten als vorgesehen oder einen Inhalt ablehnen, dann wird es kein Problem, da auf die Reserven zurückgegriffen werden kann.**

Geeignet sind hierfür beispielsweise die Aktivierungskarten I und II (Friese und Prang 2008). Trainer sollten sie immer zur Hand haben, denn diese handlichen Karten sind ohne Vorbereitung leicht einzusetzen. Eine große Vielfalt an Denkspielen, die exakt beschrieben sind, bietet die Möglichkeit, schnell eine Übung anzubieten, die zu der Zielgruppe und dem Thema passt.

Planung eines Gedächtnistrainings

4.1 Planungsmodell

Das **Planungsmodell** (Abb. 4.1) erklärt Schritt für Schritt die Planung, Durchführung und Evaluation von Gedächtnistrainings. Dieser Praxisleitfaden hilft dem Praktiker bei der gesamten Konzeption.

© Springer Fachmedien Wiesbaden 2015
E. Prang, *Gedächtnistraining 50+ planen, durchführen und evaluieren,*
essentials, DOI 10.1007/978-3-658-08487-5_4

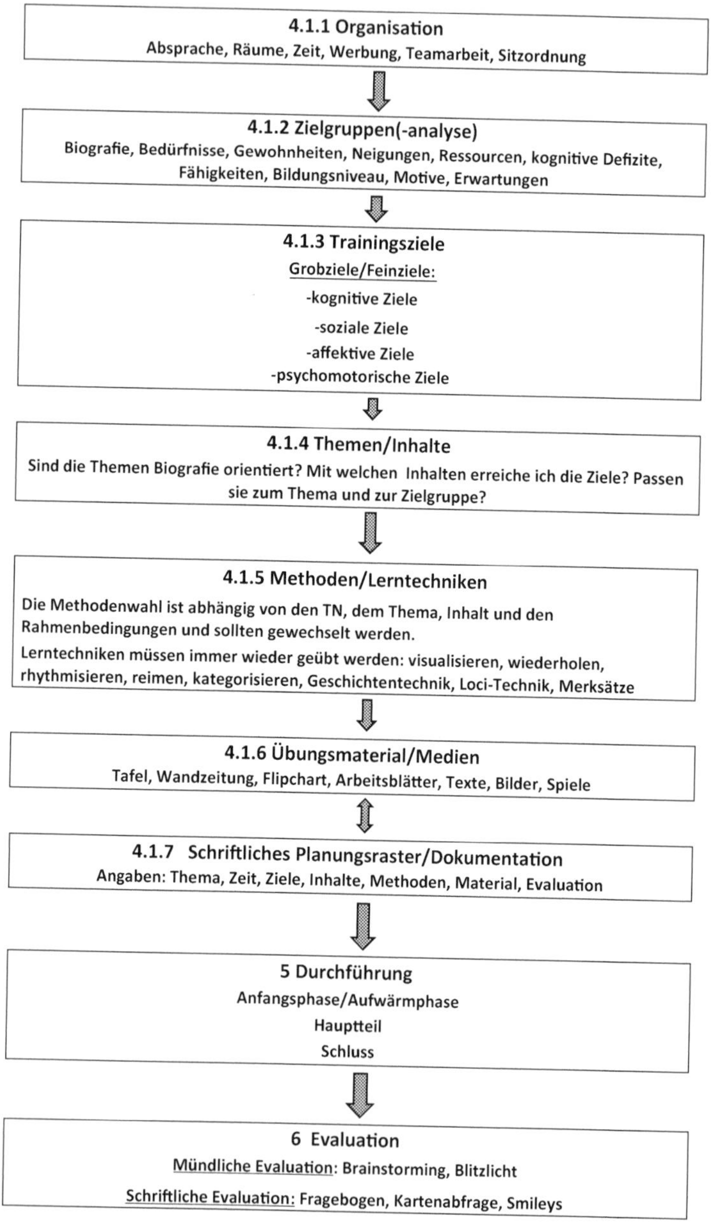

4.1.1 Organisation

Absprache, Räume, Zeit, Werbung, Teamarbeit, Sitzordnung

4.1.2 Zielgruppen(-analyse)

Biografie, Bedürfnisse, Gewohnheiten, Neigungen, Ressourcen, kognitive Defizite,
Fähigkeiten, Bildungsniveau, Motive, Erwartungen

4.1.3 Trainingsziele

Grobziele/Feinziele:

-kognitive Ziele

-soziale Ziele

-affektive Ziele

-psychomotorische Ziele

4.1.4 Themen/Inhalte

Sind die Themen Biografie orientiert? Mit welchen Inhalten erreiche ich die Ziele? Passen
sie zum Thema und zur Zielgruppe?

4.1.5 Methoden/Lerntechniken

Die Methodenwahl ist abhängig von den TN, dem Thema, Inhalt und den
Rahmenbedingungen und sollten gewechselt werden.

Lerntechniken müssen immer wieder geübt werden: visualisieren, wiederholen,
rhythmisieren, reimen, kategorisieren, Geschichtentechnik, Loci-Technik, Merksätze

4.1.6 Übungsmaterial/Medien

Tafel, Wandzeitung, Flipchart, Arbeitsblätter, Texte, Bilder, Spiele

4.1.7 Schriftliches Planungsraster/Dokumentation

Angaben: Thema, Zeit, Ziele, Inhalte, Methoden, Material, Evaluation

5 Durchführung

Anfangsphase/Aufwärmphase

Hauptteil

Schluss

6 Evaluation

Mündliche Evaluation: Brainstorming, Blitzlicht

Schriftliche Evaluation: Fragebogen, Kartenabfrage, Smileys

Abb. 4.1 Planungsmodell

4.1.1 Organisation

Organisatorische Dinge wie die Festlegung der Termine, Raumplanung, Werbung und Honorarvertrag o.ä. sind rechtzeitig mit dem Auftraggeber zu klären. Probleme sind in der Regel auf zu wenig Kommunikation zurück zuführen.

Werbung

GT kann u. a. in Volkshochschulen, anderen Bildungsträgern, Firmen, Kirchen, Vereinen, Wohlfahrtsverbänden, Altenheimen, Kliniken, Altenclubs, Stadtteilläden, Fitnessstudios, auf Kreuzfahrtschiffen und in anderen touristischen Einrichtungen sowie auch gezielt für Einzelpersonen durchgeführt werden.

In der Regel übernehmen die Träger die Werbung. Die G sollte das Werbematerial prüfen, damit keine falschen Angaben veröffentlicht werden.

Für die Bekanntmachung bieten sich folgende Werbeträger an:

- Farbige Flyer, Handzettel, Plakate
- Broschüren
- Internet-Homepage (Beispiel: www.gruener-denken.de)
- Interviews, Artikel und Anzeigen in der regionalen Zeitung

Die Flyer und Handzettel sollten hauptsächlich dort ausgelegt werden, wo sich die entsprechende Zielgruppe aufhält; z. B. für Senioren in Altenbegegnungsstätten oder in Warteräumen der Arztpraxen, im Bürgerbüro der Stadt. Sehr werbewirksam sind Vorträge vor den entsprechenden Zielgruppen, um zur Teilnahme zu motivieren.

In Institutionen sollten, neben dem Aushang am schwarzen Brett, persönliche Einladungen ausgesprochen werden.

Die Aushänge bzw. das Werbematerial sollte folgende Positionen enthalten: Name des Anbieters, Ort und Datum mit Wochentagangabe, Titel, kurze Inhaltsangabe mit Zielen, Name der Leiterin, Anmeldungsmodalitäten und Kosten. Auf Übersichtlichkeit und altengerechter Größe der Schrift sollte geachtet werden. Der Kurs muss nicht unbedingt mit dem Titel „Gedächtnistraining" beworben werden. Kreativer sind u. a. Bezeichnungen wie „Denksport", „Brain-Gym", „Fit im Kopf", „Gehirnjogging" (Gejo), „Heitere Gedächtnisübungen", „Mach mit, bleib geistig fit!"

Ansprechende, vielseitige Werbung ist ein entscheidendes Kriterium, ob sich genügend TN anmelden.

Räume

Der vorgesehene Raum muss einerseits wegen der Größe, Akustik und Beleuchtung, aber auch aufgrund der Einrichtung und der Lage inspiziert werden. Er sollte den pädagogischen Standards entsprechen und eine angenehme Lernumgebung bieten.

Der Veranstaltungsort sollte verkehrsgünstig, barriere- und störungsfrei, hell und freundlich sein. Gerade Ältere legen viel Wert auf ein gepflegtes Ambiente.

Eine angenehme Raumtemperatur und ein vorheriges Durchlüften erhöhen das Wohlgefühl und sorgen für den wichtigen Sauerstoff in den Gehirnzellen.

Mit einer passenden Dekoration kann der G auf das Thema einstimmen.

Sitzordnung

Werden Tische und Stühle in U-Form aufgestellt, sind die G, Tafel, Flipchart o.ä. optimal von allen einsehbar und eine Kommunikation entwickelt sich schnell, da jeder jeden sehen kann.

Die Wahl der Kreisform hat zur Folge, dass keine Tafel benutzt werden kann, die unbedingt zum Demonstrieren von Lösungsschritten und dem Festhalten von Ergebnissen gebraucht wird. Sie fördert allerdings die Gesprächsatmosphäre und die Leiterin kann optimal integriert werden, da sie keinen exklusiven Platz hat.

Ist überwiegend Gruppenarbeit vorgesehen, kann auch an 3er oder 4er Tischen gearbeitet werden. Allerdings steigt die Konkurrenz in der TN-Gruppe untereinander. Um dieser Gefahr entgegenzuwirken, sollten immer auch gemeinsame Aktionen im Plenum eingeplant werden.

Eine Frontalsitzordnung in Reihen erinnert an Schule und kann vielleicht negativ besetzt sein. Sie hemmt die Kommunikation, da sich die TN kaum ansehen können. Passives Verhalten wird gefördert.

Die TN gewöhnen sich schnell an ihrem gewählten Sitzplatz. Änderungen sind immer schwierig. Wenn der Wunsch nach einer Umsetzung besteht, dann kann dies innerhalb der Gruppe diskutiert und geregelt werden. Eine Neuvergabe der Sitzplätze wäre auch durch eine Auslosung möglich.

Teamarbeit

Wenn es sich einrichten lässt, ist es sinnvoll eine Helferin zur Unterstützung der G zu engagieren. Sie hilft bei Bedarf einzelne TN individuell. Nach der Veranstaltung erfolgt eine gemeinsame Evaluierung und Beratung über Verbesserungen.

Viele GT werden in Altenheimen angeboten. Dort sollte auch mit dem Team abgesprochen werden, wer die TN bringt und abholt und wer Ansprechpartner ist, wenn die Bewohner spezielle Bedürfnisse haben, da die Leitende die Gruppe während des Trainings nicht verlassen darf.

Zeitfaktor

Nicht unwichtig ist die Wahl des Termins. Regelmäßige Veranstaltungen am gleichen Ort und zur gleichen Zeit sollten geplant werden und zwar entweder morgens
oder nachmittags für 60–90 min. Die Zeitwahl entspricht dem Biorhythmus der
meisten Menschen und die Dauer lässt erwarten, dass die Aufmerksamkeit gewähr-
leistet ist. Es sollte mindestens einmal in der Woche im Interesse der notwendigen
Kontinuität trainiert werden, damit das GT effektiv ist. Nur regelmäßiges Training
führt zum erwünschten Erfolg. Pausen sind der Ausdauer, der Vitalität und dem
Gesundheitszustand der TN anzupassen. Sie wirken sich positiv für Lernen und
Gruppenklima aus, denn in den Pausen kann auch Privates erzählt werden. Die TN
lernen sich näher kennen. Gerade bei Senioren sind der kommunikative Austausch
und das Kennenlernen von Gleichgesinnten ein häufiges Motiv für den Besuch
eines Gedächtnistrainings. Kommunikation ist auch Gedächtnistraining!

Es sollte eruiert werden, ob der Termin auch bei Nutzung von öffentlichen Ver-
kehrsmitteln eingehalten werden kann. Bei GT mit Senioren ist zu bedenken, dass
diese gern bei Tageslicht wieder nach Hause fahren. Im Altenheim oder anderen
Veranstaltungsorten sollte man sich erkundigen, ob an dem gewählten Termin keine anderen Veranstaltungen im Hause stattfinden oder beispielsweise gerade die
Visite angesagt ist.

Eine Limitierung des GT auf eine bestimmte Anzahl der Treffen erleichtert vielen Interessierten die Entscheidung für die Teilnahme, und zugleich trägt die zeitli-
che Begrenzung zur Intensivierung der Arbeit der Gruppe bei (Prang 1997, S. 64).

4.1.2 Zielgruppen

Zu einer guten Planung gehört die Beschaffung vieler biografischer Informationen
zur Zielgruppe. Diese erhält man nach und nach durch die Kommunikation mit
den TN und ist auch gleichzeitig GT. Nur mit diesen Informationen ist es möglich,
ein zielgruppenspezifisches Angebot zu offerieren. Die Gruppen sind erfahrungsgemäß sehr heterogen bezüglich des Alters, der Lebens- und Lernbiografie, der
Bedürfnisse, Ängste, Hoffnungen und Erwartungen, des Status, der Lernvoraus-
setzungen und der Motive. Einige nehmen prophylaktisch teil, und andere wollen wahrgenommene spezifische Gedächtnisstörungen kompensieren lernen und
Lernstrategien üben. Eine dritte Gruppe nimmt am GT teil, um Geselligkeit und
Abwechslung zu haben und um neue Kontakte zu schließen (Prang 1997). Zu beobachten ist auch das soziale Verhalten und die Selbständigkeit einer Gruppe, um
eventuelle Defizite aufzuarbeiten und Neigungen und Fähigkeiten oder Ressourcen einzelner TN zu fördern.

Der Gruppendynamik ist ebenfalls Aufmerksamkeit zu schenken. Denn Störungen in der Gruppe verhindern Lernen, Ziele des GT können nicht erreicht werden und eine hohe TN-Fluktuation ist zu erwarten. Konkurrenz ist zu vermeiden und gemeinsame Erfolgserlebnisse tragen dazu bei, dass das Gruppenklima angenehm bleibt. Das Wissen um Gruppenphänomene ist hilfreich, um Situationen zu erkennen, einzuschätzen und zu beeinflussen.

4.1.3 Trainingsziele

Zu jeder Kursplanung gehört an erster Stelle die Formulierung der Ziele. Was soll erreicht werden? Was sollen und möchten die TN am Ende der Trainingsstunde oder am Ende des Kurses können? Jahres-, Monats- und Wochenplanungen schaffen eine Richtlinie und bieten eine langfristige Orientierung.

Oft will die Leitende zu viel vermitteln. Darum sollte sie immer an das didaktische Prinzip der „Reduktion" denken und sich auf das Wesentliche konzentrieren. Die Zeit darf nicht aus dem Auge verloren werden. Die TN-Anzahl, Raum und Zielgruppe sind wesentliche Einflussfaktoren.

In der Pädagogik und Geragogik wird differenziert in **Richt- oder Grobzielen**, die allgemeine Ziele formulieren wie beispielsweise: das Gedächtnis trainieren und in **Feinzielen**, die konkret vorgeben, welche Kompetenzen genau gelernt werden sollen. Dazu gehören z. B.: Aufmerksamkeit, Wahrnehmung, Konzentration, Wortfindung, Ausdauer, Merkfähigkeit, logisches Denken, Kombination und Koordination, Reproduktion, Reaktion, Kreativität, Fantasie und visuell-räumliches Vorstellungsvermögen zu fördern, die mit unterschiedlichen Übungen erreicht werden.

> **Die Pädagogik unterscheidet die Ziele in:**
> - **Kognitive Ziele, die das Denken betreffen**
> - **Psychomotorische Ziele, die durch Bewegung erreicht werden (z. B. Denkübungen in Kombination mit Bewegung, Sitztänze)**
> - **Affektive Ziele, die Gefühle ansprechen (z. B. Spaß und Freude haben, Erfolgserlebnisse, Gemeinschaftsgefühl)**
> - **Soziale Ziele, die soziales partnerschaftliches Verhalten in der Gruppe fördern (z. B. gegenseitiges Helfen und Unterstützen, uneigennützig etwas für die Gruppe organisieren)**

Die Auswahl der Ziele richtet sich nach den Rahmenbedingungen und insbesondere der Zielgruppe.

Die meisten Denkaufgaben enthalten alle genannten Ziele und damit wird das Postulat des **ganzheitlichen Ansatzes** erfüllt. Je nach Übung ergibt sich eine unterschiedliche Akzentuierung der Zielbereiche.

> **Bei Gedächtnistrainingsveranstaltungen stehen die kognitiven Ziele im Vordergrund, doch die psychomotorischen Ziele spielen ebenfalls eine bedeutende Rolle und sollten in keiner Stunde fehlen.**

Exkurs: GT und Sport

Gedächtnistraining ist besonders effizient, wenn **kognitives Training mit Bewegung und Sport kombiniert** wird. Physische Aktivität trainiert nicht nur den Körper, sondern auch das Gehirn. Es wird besser durchblutet und erhält mehr Sauerstoff. Die Neuronen erhalten eine optimale Versorgung auch mit Botenstoffen, die die Denkfähigkeit unterstützen. Sogar neue Nervenzellen und Synapsen werden durch Bewegung in Teilen des Gehirns gebildet, was jahrzehntelang unter Wissenschaftlern bezweifelt wurde. Das Thema wird zurzeit kontrovers diskutiert, da es kaum zuverlässige wissenschaftliche Studien gibt. Auf jeden Fall ist klar, die „Neurogenese" ist aktivitätsabhängig. Kempermann konnte in verschiedenen Laborversuchen nachweisen, dass Mäuse, die sich in einer abwechslungsreichen Umgebung mit Tunneln, Laufrädern und anderen Spielzeugen bewegten und ihr Futter selbst suchen mussten, teilweise neue Nervenzellen im Hippocampus bildeten und gleichzeitig besser lernten als Mäuse, die sich kaum bewegten, in einer reizarmen Umgebung lebten und ihre Nahrung vorgesetzt bekamen. Außerdem vermehrten sich die Synapsen zwischen den Neuronen, sodass das Gehirn schneller und effektiver arbeiten konnte. Mit einem umfangreich ausgebildeten Netzwerk ist es schneller möglich, sich auf neue Situationen einzustellen und Inhalte optimal zu speichern. Die Synapsen bleiben aber nur aktiv, wenn sie immer wieder trainiert werden (Kempermann 2007, S. 43–44).

4.1.4   Themen und Inhalte

Die G wählt ein geeignetes Thema aus dem Lebenszusammenhang der TN für jede einzelne GT-Stunde aus, die sie mit der Gruppe abstimmt. Das Motto kann der Jahreszeit oder Festtagen entsprechend gewählt werden. Des Weiteren bieten sich an: z. B. Berufe und weitere biografische Inhalte, geografische Themen, Natur und andere Wissensgebiete sowie aktuell diskutierte Themen, die für die Zielgruppe interessant sind. Ob das Thema für die Zielgruppe zu einem bedeutungsvollen Inhalt wird, hängt von mehreren Bedingungen ab: Es muss relevant, viabel (lebensdienlich), anschlussfähig (in das kognitive System integrierbar) sein und einen gewissen Neuigkeitswert haben (Siebert 2012, S. 154).

Alle Übungen sollten mit dem Thema zu tun haben, also keine wahllose Aneinanderreihung von Übungen unterschiedlicher Thematik bieten. Das gewählte Thema wird intensiv bearbeitet, die TN können sich speziell darauf einstellen. Die Konzentration auf ein Thema begünstigt nachhaltiges Lernen. Die TN haben einen Anspruch darauf zu erfahren, warum dieses Thema oder die Übungen gewählt wurden, denn die Zielgruppe will die Motive und Zielsetzungen wissen. Zusätzlich fördert es die Motivation. Geübte Gruppen entscheiden selbst, welche Themen sie bearbeiten möchten. Dies muss die G vorher wissen, damit sie gezielt didaktisch handeln kann. Ohne didaktische Struktur fehlt die Übersichtlichkeit und Ordnung, es sind kaum produktive Lernfortschritte zu erwarten. Didaktisches Handeln ist in erster Linie die Planung der Veranstaltung, d. h. Vorbereitung und Antizipation (Siebert 2012). Lernziele, Methoden und Materialien werden ausgewählt, Alternativen geprüft. Immer muss überlegt werden, ob es zum Niveau und zu den Lernstilen der TN passt und ob sich die Gruppe dafür interessiert. Die Planung dient als Praxisleitfaden der Veranstaltung, der je nach Situation natürlich abgeändert werden kann. Dieser schafft für die Leitende Sicherheit, sie kann sich dadurch mehr auf die TN und die Gruppendynamik konzentrieren.

In der Literatur zum GT findet sich eine Vielzahl von Vorschlägen mit Beispielen und kreativen Übungen (Frick-Salzmann 2014; Klauer 2012), mit denen die angestrebten Ziele am besten erreicht werden können. Erfahrungsgemäß werden Übungen bevorzugt, die eine spielerische Durchführung ermöglichen und nicht zu lange dauern. Zwischen den Übungen sollte immer Zeit für Kommunikation zum Thema sein. Die Wünsche und Bedürfnisse der Gruppe sind wesentliche Entscheidungsfaktoren. Es gibt TN, die emsig arbeiten und andere, die eher Spaß haben wollen und die Geselligkeit schätzen, Flexibilität und Empathie der G sind stets gefordert. Auf jeden Fall sind **Reserveübungen** vorzubereiten, da Gruppen unterschiedlich arbeiten oder auch das Recht haben, eine gewählte Übung abzulehnen. Um einzelne kognitive Übungen begründen und transparent zu machen, sind als weitere Inhalte auch Kenntnisse des Gehirns wie z. B. das Drei-Speicher-Modell einzufügen und Kenntnisse der Lern- und Gedächtniszusammenhänge zu vermitteln. Ebenso wichtig ist es, Lerntechniken und Einprägestrategien zu trainieren, die Organisation und Speicherung von Inhalten und deren Abruf.

4.1.5 Methoden und Lerntechniken

Die Auswahl der Methoden ist in erster Linie abhängig von der Zielgruppe, häufig auch von Zeit- und Raumbedingungen. Es werden zu Beginn bekannte Methoden gewählt und dann nach und nach auch neue eingeführt. In der Pädagogik wird unterschieden in:

- **Darbietende Methoden** (TN ist eher passiv):
  Vortrag, vorlesen, demonstrieren von Denk- und Bewegungsübungen
- **Erarbeitende Methoden** (TN ist eher aktiv):
  Selbst Lösungen finden, schreiben, kommunizieren und diskutieren, entwickeln, lesen, Brainstorming (Stoff- und Ideensammlung), Kartenmethode, Blitzlicht (Stimmung, aktuelles Befinden erfahren), Feedback (Rückmeldung, schriftlich oder mündlich), in Gruppen arbeiten oder Partnerarbeit

Vorzuziehen sind wegen der Nachhaltigkeit des Lernens die erarbeitenden Methoden. Das Gehirn wird am besten trainiert, wenn es selbst arbeitet und immer wieder übt.

Es ist darauf zu achten, dass Methoden angemessen gewechselt werden, damit die Kursstunden nie langweilig, alle Lerntypen angesprochen und unterschiedliche Lernziele erreicht werden. Diskutieren, schreiben, lesen, Gruppen-, Partner- und Einzelarbeit usw. lösen sich ab. Wiederholungen und aktives Üben trainieren das Gehirn. Rituale in den Gedächtnistrainingsstunden erhöhen den Wiedererkennungswert und schaffen Sicherheit in der TN-Gruppe. Z. B. kann mit einer Aufwärmübung begonnen werden, dann folgt der Übungsteil und zum Schluss der Erzählteil und die Evaluation mit der Auswertung sowie die Einigung auf das Thema und die Ziele der nächsten Stunde.

Ein weiteres bedeutendes didaktisches Prinzip ist die **Mehrkanalaufnahme**, die besonders bei der Arbeit mit Älteren berücksichtigt werden muss. Zur Erklärung von Übungen ist es sehr wirkungsvoll, die Tafel, Wandzeitung, o. ä. zu nutzen und mit einem Tafelbild in Farbe Lösungsstrategien und auch Ergebnisse zu sichern, um mehrere Sinne anzusprechen. Es fördert die Merkfähigkeit und erleichtert die Speicherung ins Langzeitgedächtnis, denn Informationen, die nur gehört werden, können bekanntlich nur zu 10 % behalten werden, während Inhalte durch hören und sehen zu etwa 50 % erinnert werden. Durch eigenes Tun steigt die Merkleistung auf annähernd 90 %.

Lerntechniken

Die TN wollen Merkhilfen und Strategien an die Hand bekommen und üben, damit sie sich Zahlen, Namen und andere Inhalte besser merken können. Für alltägliche Prozesse wünschen sie Strategien und Techniken, die ihnen die Bewältigung des Alltags erleichtern. Diese müssen immer wieder geübt werden, bis sie automatisiert sind.

> **Hilfreich sind Wiederholung, Visualisierung, Rhythmisierung, Kategorisierung, Salamitaktik (umfangreiche Inhalte in kleine aufteilen) und die Bildung von Assoziationen und Verknüpfungen (Eselsbrücken). Sehr erfolgreich sind die Merkstrategien Geschichtentechnik und die sogenannte Loci-Technik.**

Geschichtentechnik

Mit kuriosen, absurden Fantasiegeschichten lassen sich schnell viele Begriffe im Gedächtnis speichern. Zunächst werden Wörter gesammelt und an die Tafel (oder einem anderen Medium) geschrieben. Beispiel: Hose, Hund, Wiese, Tennisschläger, Baum, Mädchen, Rucksack, Glas, Fahrrad, Kirschsaft, Handy, Blut. Es ist schwer, sich diese Begriffe zu merken, da sie keinen Bezug zueinander haben. Die TN versuchen nun, diese Dinge zu verknüpfen und überlegen eine lebhafte, ausgefallene Fantasiegeschichte. Je komischer der Inhalt ist, umso wirkungsvoller bleibt sie in Erinnerung.

> **Beispiel**
>
> Ein keckes Mädchen mit Rucksack kommt mit dem Fahrrad angefahren und setzt sich unter einen Baum auf die Wiese. Sie telefoniert mit ihrem Handy und trinkt nebenbei Kirschsaft aus einem Glas. Über ihr hängt ein Tennisschläger im Baum. Plötzlich rennt ein Hund auf sie zu und verletzt sie. Blut tropft auf ihre Hose.

Malen sich die TN die Geschichte oder eine andere in vielen Bildern gedanklich aus, so können sie die Begriffe leicht wieder abrufen. Die Szene wird visuell gespeichert. Gleich sieht man die Gegenstände vor Augen, die gemerkt werden sollten. Im Alltag lassen sich so z. B. Einkaufslisten oder eine Fahrtroute besser behalten (Prang 2011).

Es eignet sich auch hervorragend für das Merken von Namen.

Beispiel

Merken der Namen der deutschen Bundespräsidenten in der zeitlichen Reihenfolge: Heuss (Heu), Lübke (Lücke), Heinemann (geh du voran), Scheel (schielt), Carstens (Kasten), von Weizäcker (Weizen), Herzog (Herz), Rau (rauer Wind), Köhler (Kohle), Wulff (Wolf), Gauck (Gaukler).

Folgende Geschichte wäre denkbar und kann mit Bewegungen demonstriert werden: „Dort liegt ein großer Heuhaufen, wir bahnen eine Lücke, durch diese geht Heinemann, der schielt zu einem Kasten, in dem Weizen lagert; Herzog setzt sich darauf, fasst sich ans Herz und fällt durch den rauen Wind herunter; dabei verliert er seine „Kohle". Es kommt ein Wolf vorbei an der Leine eines Gauklers." Durch das Visualisieren dieser Geschichte merkt sich das Gedächtnis schnell die einzelnen Namen. Wiederholungen stabilisieren den Inhalt. Es ist erstaunlich, wie schnell die TN diese Lerntechnik anwenden können.

Namen lassen sich auch durch Assoziationen gut merken. Heißt die Person z. B. Claudia Roter, dann denkt man an eine „geklaute rote Perücke", die sie auf dem Kopf trägt. Gleichzeitig wird dieses Bild im Gehirn gespeichert und kann bei Bedarf abgerufen werden. Nur der abstrakte Name findet sich nicht so schnell in der kognitiven Landkarte wieder. Hilfreich ist es auch, wenn uns eine Person vorgestellt wird, diese gleich mit Namen anzusprechen. Wer den Namen gleich anwenden kann, lernt besonders effektiv. Dies gilt auch für andere Inhalte. Durch diese Wiederholung und eventuell durch die Verbindung des Namens mit einer bekannten Person, die den gleichen Namen trägt (z. B. die Nachbarin), gelingt es eher, sich den Namen zu merken. Leicht lassen sich Namen wie Schuster, Bäcker oder auch Fleischmann merken, da gleich eine Assoziation zu Handwerksberufen erfolgen kann. Manche merken sich den ersten Buchstaben des Namens, der dann visualisiert wird. Wenn dann das Alphabet gedanklich durchgegangen wird, erinnert man sich vielleicht an den Namen. Erfolge werden auch mit dem Reimen erzielt (z. B. Prang ist schlank).

Loci-Technik

Die Loci-Technik (lat. Locus: der Ort) gehört zu den ältesten Merkstrategien (Mnemotechniken). Dinge und Begriffe, die man sich merken möchte, werden an bestimmten, bekannten Orten platziert, z. B. an einer Straße, die man häufig zum Spaziergang wählt. Noch besser eignen sich Körperteile, die hat jeder immer bei sich. Verbindet man die Wörter/Dinge jeweils mit dem Körperteil und geht den „Weg" im Geiste ab, so sieht man das jeweilige Bild an dem entsprechenden Ort und kann die gewünschten Informationen abrufen. Hilfreich sind zudem noch Eselsbrücken, die die Gruppe selbst bestimmt (Prang 2011).

Beispiel

Merken der Namen der US-Präsidenten ab 1945: Roosevelt, Truman, Eisenhower, Kennedy, Johnson, Nixon, Ford, Carter, Reagan, Bush, sen., Clinton, Bush, jun., Obama.

Die Namen werden im Kursraum abgelegt, beginnend mit Roosevelt, der auf dem Rosenstrauß platziert wird. Truman traut sich auf die Hängelampe, Eisenhower auf die Eisenstange, Kennedy schaut durch die offene Tür und ruft: „Kenn' i' die?", Johnson jodelt von der Gardinenleiste, Nixon hängt an der Decke (dort ist nichts), Ford geht durch eine andere Tür fort, Carter liegt auf den Karten auf dem Tisch, Reagan sitzt auf der Garderobe zwischen der Kleidung (er muss sich immer wieder für seine schauspielerischen Auftritte umziehen), Bush sitzt auch dem Busch auf dem Tisch und Bush jun. auf dem anderen Busch in der Nähe, dazwischen klimpert Clinton. Zum Schluss sehen wir Obama vor dem runden (O) Spiegel.

Die Technik ist leicht zu lernen und wird auch von Gedächtnisweltmeistern angewendet. Wichtig ist die Visualisierung. Die TN müssen Bilder entwickeln. Roosevelt muss gedanklich auf dem Rosenstrauß sitzen usw.

Merksätze

Merksätze lernt man schon in der Schule. Z. B. merken sich Schüler so die Planeten: **M**ein **V**ater erklärt **m**ir jeden **S**onntag **u**nseren **N**achthimmel (Merkur, Venus, Erde, Mars, Jupiter, Saturn, Uranus, Neptun). Die TN können auch selbst Merksätze entwickeln für Inhalte, die sie behalten möchten.

Die Namen der ostfriesischen Inseln können mit dem folgenden Merksatz leicht gelernt werden: **W**er sieht **l**ila **B**lumen **n**eben jedem **B**aum (Wangerooge, Spiekeroog, Langeoog, Baltrum, Norderney, Juist, Borkum) oder die Bezeichnungen für die nordfriesischen Inseln speichert sich das Gehirn mit folgendem Merksatz viel leichter: **N**anni **p**flückt **a**uf **F**öhr **S**tachelbeeren (Nordstrand, Pellworm, Amrum, Föhr, Sylt).

Zahlen

Große Ziffernfolgen merkt man sich besser, wenn man diese in Zweier- oder Dreiergruppen zerlegt, z. B.: 17 49 11 oder 174 911. Stattdessen kann auch eine Rhythmisierung oder die Verknüpfung mit Geburtsdaten helfen, wenn z. B. eine Person am 17.4. Geburtstag hat. Ein weiteres Beispiel: Es ist fast unmöglich, sich die Zahlenfolge 3 1 0 1 9 9 0 9 1 1 1 9 8 9 zu merken. Wird die Zahlenreihe anders präsentiert, nämlich als die Geschichtsdaten 3.10.1990 und 9.11.1989, dann ist es kein Problem mehr. Neuerdings wird im Zahlungsverkehr IBAN statt Kontonummer und Bankleitzahl benötigt. Auch diese ist leicht zu merken, wenn die Zusammensetzung bekannt ist. Sie besteht aus der Ländererkennung mit 2 Stellen (DE, der Prüfziffer mit 2 Stellen, dann die bisherige BLZ mit 8 Stellen und anschließend die Kontonummer mit 8 Stellen. Zusätzliches Wiederholen und Aufschreiben sind nach wie vor wirksame Merkstrategien. Der Hinweis, dass das Wiederholen der Ziffernfolge vor dem Schlafengehen ganz effektiv ist, sollte nicht fehlen. Das Gehirn arbeitet immer und beschäftigt sich besonders mit dem letzten Input. Man lernt quasi im Schlaf. Dies gilt natürlich auch für andere Inhalte.

Automatische Handlungen
Immer wieder wird die Frage gestellt, was man unternehmen kann, wenn ständig die Brille oder der Schlüssel verlegt wird. Hilfreich ist es, einen festen Platz zu bestimmen. Nur dort werden die Brille bzw. andere Dinge deponiert. Legt man das Utensil aus Zeitgründen doch gelegentlich woanders ab, dann sollte die Person es sich laut vorsprechen: „Ich lege die Brille auf die Fensterbank!" So gelangt diese automatische Handlung in das Bewusstsein. Außerdem hören wir diese Nachricht, es wird ein Sinneskanal (Ohr) mehr angesprochen. Inhalte, die über möglichst viele Sinne aufgenommen werden, steigern die Merkleistung. So kann man auch bei anderen automatisierten Handlungen verfahren wie z. B. Herd ausstellen, Tür abschließen, Bügeleisen ausschalten etc. Für diese Tipps sind die Älteren dankbar, denn das Vergessen liegt manchmal einfach an dem Fehlen einer geeigneten Lernstrategie. Wenn ein Gegenstand gar nicht mehr wiedergefunden werden kann, sollte man den Weg zurückgehen, der gegangen wurde. Das Wiederfinden ist dann wahrscheinlich.

TN, die darüber klagen, dass sie gelegentlich Termine vergessen, sollten Kalender benutzen Es ist ratsam, zwei Kalender zu führen, einen kleinen für die Handtasche und einen Monatskalender an gut sichtbarer Stelle; sozusagen eine doppelte Buchführung. G sollte darauf verweisen, dass man sich angewöhnen sollte, Termine sofort in die Kalender einzutragen und jeden Morgen noch vor dem Frühstück einen Blick auf die entsprechende Seite zu werfen.

4.1.6 Übungsmaterial

Folgende Medien stehen für GT u. a. zur Auswahl:

- Tafel, Wandzeitung, Plakat, Flipchart, Whiteboard zum Beschriften und Anzeichnen
- Demonstrationswand und Moderationskoffer für den Einsatz von Karten etc.
- Overheadprojektor für den Folieneinsatz
- Notebook und Beamer zur Powerpoint-Präsentation
- Video-, DVD- und CD-Player für Töne und Bilder

- U.a. Luftballons, Bälle, Tücher, Stäbe, Bänder für Bewegungsübungen
- Spiele und sensorisch anregende Gegenstände
- Kopiervorlagen/Arbeitsblätter (z. B. Frick 2014; Klauer 2012)

Häufig werden beim GT **geeignete Arbeitsblätter zum Üben** eingesetzt. Diese sollten übersichtlich, gut lesbar (für Senioren in Großschrift) und in ausreichender Anzahl vorliegen. Wichtig sind eine klare, mündliche und schriftliche Instruktion mit Ziel- und Zeitvorgabe. Beispiele tragen zum Verständnis bei und schaffen Sicherheit bei den Übenden. Mit leichten Aufgaben wird begonnen, dann folgen Aufgaben mit höheren Anforderungen.

> **Ohne kognitive Anstrengung keine Neurogenese, also fördern durch fordern.**

Eine für alle nachvollziehbare Ergebnissicherung nach dem Lösen der Aufgaben ist wichtig. Die Auswahl richtet sich nach den angestrebten Zielen und den Bedürfnissen, Neigungen, Biografien und dem Bildungsniveau der Übenden. Werden mehrere Arbeitsblätter mit unterschiedlichen Anforderungen hintereinander eingesetzt, dann sollte zwischen den Aufgaben eine „Löschung" (z. B. Gespräch, Information, Aktuelles, Anekdote) erfolgen, da insbesondere Ältere manchmal dazu neigen, das gleiche Lösungsprinzip wie zuvor anzuwenden.

Im Übrigen ist die Person der Gedächtnistrainerin das stärkste Medium. Sie sollte begeistert vom GT und selbst davon überzeugt sein, dass GT die kognitive Leistung erhält und verbessert. Der „Funke" muss überspringen. Dann bringt es allen Beteiligten Spaß, und es entwickelt sich das so notwendige positive soziale Klima für eine prägnante emotionale Bewertung als Gedächtnisprägung.

4.1.7 Schriftliches Planungsraster/Dokumentation

Didaktisches Handeln ist zum großen Teil didaktische Planung, d. h. Vorbereitung, Antizipation, Probehandeln (Siebert 2012, S. 12).

> **Die Leiterin bereitet sich für die Gedächtnistrainingsstunde vor, indem sie Überlegungen zu den Zielen, Inhalten und Methoden anstellt und diese im Planungsraster (Abb. 4.2) notiert.**

Motto/Thema: Herbstgarten

Ort: Datum: TN: Leitung:

Zeit	Ziele	Inhalte	Methoden	Material	Evaluation
10	Informieren Motivieren Angenehme Atmosphäre herstellen	Programm Vorstellen Aktuelles	Vortrag Gespräch	Planungsraster	
5	Beweglichkeit Sauerstoff Konzentration	Bewegungsübungen mit Musik	Gruppenarbeit Im Stehen (TN-Leitung)	CD-Player CD mit Tanzmusik	
10	Rechnen Logisches Denken Kombination	Streichholz-Übung	Gruppenarbeit	Streichhölzer Buch: Streichholzübungen (Picon) S. 168/169	
10	Merkfähigkeit Reproduktion Wir-Gefühl	Gedicht „Einkehr" Autoren- Vorstellung (TN)	Gruppenarbeit Vortrag	Kopie	
5	Wortfindung Reaktion Kombination	Warm-up-Übung: „Herbst" Wortergänzung	Gruppenarbeit	eigene Aufzeichnungen	
10		Pause		Wasser Kaffee Tee	
5	Kombination Logisches Denken Wortfindung	Mosaik-Übung „Herbst- Garten"	Gruppenarbeit	Karten Wandzeitung	
15	Konzentration Wortfindung Logisches Denken	Arbeitsblatt „Herbst" Lückentext	Einzelarbeit	Kopien	
10	Wortfindung Kreativität Phantasie	Abschlussübung Nr.9 geändert auf „Herbstgarten"	"	Aktivierungskarten I (Friese/Prang)	
10	auswerten Wünsche Ausblick	Evaluation	Brainstorming Blitzlicht	Papier/Stift	
	Reserve	Aktivierungskarten für die Kitteltasche I (Friese/Prang) Nr. 7			

Abb. 4.2 Planungsraster

Es wird überlegt, wie lange die einzelnen Segmente dauern und mit welchen Methoden und Materialien die Ziele erreicht werden können. Alternativen und Varianten werden in Betracht gezogen, verworfen und evtl. wieder aufgegriffen. Immer hat man die Zielgruppe vor Augen, ihre Interessen, Neigungen, Vorkenntnisse, Lernstile, Biografien und mögliche Verwendungssituationen. Reserveinhalte und Übungen sind ebenfalls zu notieren. Alternativen sind notwendig, denn der Zeitplan kann anders verlaufen, als geplant. Der G sollte in der Lage sein, durch sein Fachwissen die TN von der Notwendigkeit zu überzeugen.

Für jede Gruppe ist ein Extra-Ordner zu führen, so kann nicht nur die G verfolgen, was bisher trainiert wurde, sondern eine Vertretungsleiterin kann genau sehen, was bereits geübt wurde und kann dann die Inhalte und die Ziele weiterverfolgen. Die letzte Spalte in der Tabelle wird für Notizen am Ende der Stunde verwendet. Wie verlief die Übung? Wünschen die TN Ähnliches, wurden die angestrebten Ziele erreicht? Kam die Methode bei der Gruppe an? Eignete sich die Methode? War es zielgruppengerecht? Hatten die TN Spaß oder fanden sie die Übung weniger interessant? Was könnte man verbessern? Es sind wichtige Informationen für die G und für eine evtl. Vertretung.

Die gesammelten **Planungsraster** dienen auch gleichzeitig als Dokumentation in Pflegeeinrichtungen und anderen Institutionen.

Durchführung 5

Ist das Planungsraster konzipiert, gibt es Sicherheit für die Durchführung, da man einen Praxisleitfaden erarbeitet hat.

5.1 Erste Gruppenstunde

Neues lernen, Spaß haben und Kontakte knüpfen!

Die erste Gruppenstunde verläuft anders als die folgenden und wird hier deshalb gesondert beschrieben. Der erste Eindruck ist besonders wichtig, ihm kommt eine besondere Bedeutung zu. In kurzer Zeit bilden sich die TN eine Meinung von der G, die nur ungern wieder revidiert wird. Die Wirkung einer Person ist weniger davon abhängig, was sie sagt, sondern eher von der Rhetorik und insbesondere von nonverbalen Signalen wie Körpersprache, Aussehen und Kleidung. Umgekehrt ist es natürlich genauso; auch die G neigt zu schnellen Beurteilungen, die sie unbedingt vermeiden sollte.

Ziel ist es, die neuen **TN kennenzulernen** und in Erfahrung zu bringen, welche Motive der Teilnahme vorhanden sind und welche Erwartungen bestehen. Erst dann kann eine gezielte teilnehmerorientierte Planung erfolgen.

© Springer Fachmedien Wiesbaden 2015
E. Prang, *Gedächtnistraining 50+ planen, durchführen und evaluieren,*
essentials, DOI 10.1007/978-3-658-08487-5_5

Beispiel

Zu Beginn hält der G einen **kurzen Vortrag** über die Bedeutung es GT, Informationen zu den Räumen und sonstige administrative Fakten. Außerdem wird berichtet, wie die Gruppenstunden im Allgemeinen konzipiert sind. Themenvorschläge folgen und Fragen werden beantwortet.

Danach sollen sich die TN durch eine **Vorstellungsrunde** kennenlernen. Vorher wird an der Tafel gesammelt, welche Informationen gegeben werden könnten: Name, Wohnort, evtl. Familienstand, Beruf, Hobbys, Interessen und Wünsche.

Möglich wäre auch die Methode des **Partnerinterviews**. 2 TN unterhalten sich 15 min zu den an der Tafel notierten Positionen und stellen danach ihren Nachbarn vor.

Anschließend kann mit **der Kartenmethode** gearbeitet werden, indem jeder seine Erwartungen auf eine Karte schreibt. Diese können nun sichtbar für alle z. B. auf eine Wandzeitung geordnet werden. Auswertung und Ergänzung erfolgt durch den G, der die Gemeinsamkeiten hervorhebt. Ähnlich könnten auch Themen aufgeschrieben und gesammelt werden. Diese Informationen können gleich für die Planung der 2. Gruppenstunde des GT verwendet werden.

Zum Kennenlernen ist ebenfalls die **Wollknäuelmethode** hilfreich. Der G stellt sich zuerst vor und wirft dann das Wollknäuel mit einer Frage zu einem TN, der eine Antwort gibt und dann das Knäuel weiterwirft. Nach und nach erfahren alle in kurzer Zeit etwas von den anderen. Jeder behält den Faden in der Hand und es entwickelt sich ein Netz, dass zum Schluss wieder entwirrt wird, indem das Knäuel den Weg rückwärts nimmt.

Nach der Pause können die ersten kognitiven Übungen durchgeführt werden, z. B. die **Namen-Merker-Übung**, denn es ist ganz wichtig, dass der G sehr schnell die Namen lernt und die TN mit Namen ansprechen kann. Das gelingt mit dieser Übung hervorragend.

G beginnt. Er nennt seinen Namen und ergänzt ihn mit einem Verb, das mit dem ersten Buchstaben des Namens beginnt, z. B. „Prang pustet". Dann kommt der Nachbar an die Reihe, wiederholt den Namen und das Verb des G und nennt seinen Namen mit einem passenden Verb. Durch die Wiederholungen und der Eselsbrücke gelingt es, dass alle Namen sicher abgespeichert werden können. Haben die TN Spaß daran, könnte eine 2. Runde gestartet werden. Jeder fügt noch eine Stadt mit dem Anfangsbuchstaben des Namens hinzu. Beispiel: „Prang pustet in Prag". Manche Gruppen schaffen auch noch eine dritte Runde, dann könnte ein Adjektiv hinzugefügt werden. Beispiel: „Prang pustet in Prag pausenlos."

Zum Schluss erfolgt eine **mündliche Evaluation** mit den Methoden **Brainstorming** und **Blitzlicht**. Der aus dem Englischen stammende Begriff „Brainstorming" heißt sinngemäß übersetzt: „Etwas durch das Gehirn wehen lassen". Die TN äußern sich spontan zu den Inhalten der Gruppenstunde. Beim Blitzlicht werden eher die Emotionen angesprochen. Fühlten sich die TN wohl, gab es Über- oder Unterforderungen etc.

5.2   Struktur der Folgestunden

Die folgenden Gruppenstunden werden in 3 Abschnitte gegliedert:

- **Aufwärmphase**
- **Hauptteil**
- **Schluss**

5.2.1   Aufwärmphase

Rituale schaffen Sicherheit. Die Gruppe gewöhnt sich schnell an den gleichen Ablauf. Immer stellt der Leiter das Programm vor und stimmt es mit der Gruppe ab. Besondere Ereignisse werden besprochen, dafür sollte eine bestimmte Zeit festgelegt werden. Mit dem Hinweis, dass in der Pause weitererzählt werden kann, gelingt es ganz gut. Alle sind gekommen, um ihr Gehirn zu trainieren und diesen Erwartungen muss entsprochen werden.

Der Beginn mit einer **Bewegungseinheit** (siehe 4.1.3; Exkurs: GT und Sport) nach **Musik** im Sitzen oder Stehen und mit oder ohne Gegenstände ist empfehlenswert, da die TN sich sammeln und sich auf die folgende Zeit einstellen und konzentrieren können. Es wird Abstand zu möglichen Problemen gewonnen. Es gibt in der Gruppe fast immer erfahrene Personen, die Jahrzehnte in Gymnastikgruppen tätig waren oder sogar eine Ausbildung als Übungsleiterin haben. Sie übernehmen gern den Einstieg für z. B. auch tänzerische Bewegungen, die Sauerstoff und Botenstoffe ins Gehirn bringen und die Durchblutung fördern. Die körperliche Aktivität stimmt positiv und schafft Motivation, da Endorphine freigesetzt werden (Markowitsch 2009). Auch die Musik richtet sich nach dem Geschmack der Gruppe. Gern bringen TN ihre Lieblingslieder und -melodien mit. Der G sollte aber immer Reserve-CDs dabei haben. Instrumentelle Aufnahmen sind vorteilhaft, da die Instruktionen dann besser zu verstehen sind. Effektiv ist ebenfalls das Nachmachen der demonstrierten Übungen ohne verbale Anweisungen, die die Zielgruppe nicht überfordern dürfen. Jeder passt die Übungen entsprechend seiner körperlichen Kondition an.

Es schließt sich ein **Rätsel oder eine Rechenaufgabe** an, beispielsweise Streichholzübungen (Picon o. J.). Beliebt sind auch Kettenaufgaben, die von den TN erstellt werden. Alle Grundrechenarten werden gern geübt, sie verbessern u. a. das logische Denken. Der G weist daraufhin, wo im Alltag gerechnet werden könnte. So kann beispielsweise beim Einkaufen mitgerechnet werden, welcher Betrag wohl zu bezahlen ist. Auch beim Spazierengehen oder Joggen können mathematische Übungen gedanklich angewendet werden.

Danach wird gemeinsam z. B. ein gelerntes **Gedicht** aufgesagt und/oder mögliche Aufgaben, die zu Hause gelöst wurden, verglichen. Der G achtet auf die Ergebnissicherung. Ältere lieben Gedichte und sind überrascht, dass sie durch die Salamitechnik durchaus in der Lage sind, auch längere Gedichte zu lernen. Neben der Merkfähigkeit wird gleichzeitig das Selbstbewusstsein gestärkt. Andere Inhalte sind ebenfalls geeignet, die z. B. an die vorherige Einheit anknüpfen.

Gern werden danach spielerische **Warm-up-Übungen** (Friese und Prang 2008) durchgeführt, die die Konzentration, Wortfindung und andere kognitive Kompetenzen erhalten und fördern. Jeder sollte seinen Beitrag leisten können. Gerade das gemeinsame Lösen von Aufgaben fördert das Wir-Gefühl. Die Auswahl richtet sich nach den Zielen und dem Leistungsniveau sowie den Bedürfnissen der Gruppe. Werden die Aufgaben methodisch so durchgeführt, dass die TN der Reihe nach ihren Beitrag leisten, dann hat jeder natürlich ohne Probleme das Recht, einfach zu sagen: „Ich gebe weiter!" wenn er gerade zu dem Zeitpunkt keine Lösung parat hat. Wenn der Leiter ab und an auch davon Gebrauch macht, dann trägt es zu einer entspannten wettbewerbsfreieren Atmosphäre bei. Die TN sollen sich sicher fühlen und keine Angst haben vor Bloßstellungen, die Denkblockaden und Stress verursachen (Schloffer 2010b).

5.2.2 Hauptteil

Alle Übungen beziehen sich auf ein Thema.

Die TN können mit einer Mosaik-Übung, die an der Tafel visualisiert wird, ein Ankerwort zu dem Thema kombinieren. Zu diesem Begriff können dann andere Übungen wie zusammengesetzte Wörter, Kettenwörter und weitere Wortfindungsübungen angeboten werden. Jeder Beitrag wird wertgeschätzt. Übersichtliche Arbeitsblätter, die zur Abwechslung auch in Partner-oder Gruppenarbeit bearbeitet werden, tragen zum Erreichen der Ziele bei. Schriftliches Material, dass sowohl die linke rationale als auch die rechte emotionale Hirnhälfte anspricht und fördert, sollte in keiner Gruppenstunde und auch nicht bei Einzelaktivierungen fehlen, denn TN wollen gern etwas mit nach Hause nehmen und evtl. anderen zeigen.

Damit ohne Zeit- und Leistungsdruck gearbeitet werden kann, ist es sinnvoll, evtl. nicht fertiggestellte Übungspapiere als Hausaufgabe mitzugeben.

Der Methodenwechsel vom Mündlichen zum Schriftlichen, Einzelarbeit und anderen Formen trägt zur Lebendigkeit der Veranstaltung bei. Eine Pause mit Getränken unterbricht den Hauptteil und wird zur willkommenen Kommunikation und Regeneration gern angenommen. Eine Kombination anstrengender und anspruchsvoller sowie entspannender, heiterer Anteile gehört zu jedem Gedächtnistraining (Markowitsch 2009).

5.2.3   Schluss

Eine leichte Denkaufgabe schließt die Einheit ab. Danach folgen die Evaluation (Kap. 5) und der Ausblick auf die nächste Gruppenstunde. Das Thema wird abgestimmt und die TN überlegen, wie sie sich selbst einbringen können (Puck 2010a).

> **Einzelaktivierungen werden ähnlich geplant, durchgeführt und evaluiert. Da die Defizite, Ressourcen, Bedürfnisse und Neigungen sowie die individuelle Biografie und der Lebenshintergrund bekannt sind, kann das Gedächtnis viel gezielter und effizienter angeregt werden. Insbesondere kann während der Einheit ganz speziell auf die aktuelle Befindlichkeit (Gesundheitszustand, Agilität, Motivation) eingegangen werden.**

Nicht alles ist planbar, dies macht die Arbeit als G immer wieder spannend und interessant. Jede Gruppe entwickelt sich unterschiedlich. In jeder Gruppe gibt es auch TN, die in irgendeiner Weise auffallen. Sie können das Gruppengeschehen erheblich beeinflussen. Gerade G, die weniger Erfahrungen haben, können auf unvorhergesehenen Situationen nicht flexibel reagieren. Eine höfliche aber bestimmte „Ermahnung" ist manchmal notwendig, damit die Veranstaltung gelingt und „nicht aus dem Ruder läuft". Mit einer Haltung humorvoller Gelassenheit lassen sich diese Überraschungen am besten meistern. Es gehört zu den Schlüsselqualifikationen eines G. Es wird vermutet, dass weniger das Fachwissen und Methodenrepertoire einen erfolgreichen Kursleiter ausmachen, sondern eine eher amüsante, lockere und lustige Atmosphäre (Siebert 2012), die durch den Humor des G beeinflusst ist.

Im Folgenden sind einige Situationen, die im GT vorkommen können, aufgelistet und mögliche Bewältigungsstrategien aufgeführt.

6.1 Vielredner

Sie können oft interessant erzählen, aber andere wollen erfahrungsgemäß auch etwas zu dem Thema beitragen. Entweder möchte der TN sich profilieren oder es sind einfach nur gesellige Typen.

Die Ausführungen sind zu würdigen. Doch bei ständigen Wiederholungen, ist es angebracht, den Redner zu unterbrechen mit dem Hinweis, dass andere auch

© Springer Fachmedien Wiesbaden 2015
E. Prang, *Gedächtnistraining 50+ planen, durchführen und evaluieren,*
essentials, DOI 10.1007/978-3-658-08487-5_6

gern etwas zu dem Thema berichten möchten. Es ist eine beschränkte Redezeit zu überlegen. Persönliche Gespräche vor der Veranstaltung führen kurzfristig auch zum Erfolg.

6.2 Schnelldenker

Sie wissen immer sofort die Lösung und sagen sie dann auch, sodass die Langsameren mit der Zeit frustriert sind. Es nützt oft auch kaum, dass vorher darauf hingewiesen wird, dass jeder die Aufgabe für sich erarbeiten und das Ergebnis aufschreiben möchte und erst nach einer gewissen Zeit Ergebnisse gesammelt werden. Diese Person macht sich schnell unbeliebt und kann sich zum Außenseiter entwickeln. Sehr hilfreich ist es, wenn die Gruppe sein Verhalten moniert. Der G sollte dem Schnelldenker eine Zusatzaufgabe geben. Manchmal wirkt es, mit dem TN vor der Veranstaltung zu reden, seine Fähigkeiten zu würdigen und ihn zu bitten, sich im Interesse der anderen zurückzunehmen. Notfalls ist eine Erinnerung vor jeder Veranstaltung notwendig. Es ist ebenfalls sinnvoll, diesem TN Aufgaben zu geben, die er dann in der Gruppe einbringen kann: z. B. könnte er den Dichter vorstellen, von dem das Gedicht aktuell gelernt wird. Er kann Teile des Themas, das gerade Lerngegenstand ist, referieren. Erfahrungsgemäß ist eine Zeitbegrenzung unbedingt vorzugeben.

6.3 Außenseiter

Wenn sich TN z. B. durch ihre Kleidung, Geruch oder Verhalten zum Außenseiter entwickeln, dann hilft oft ein behutsames 4-Augen-Gespräch, denn der Person ist die Auffälligkeit selten bewusst. Es ist Aufgabe der Dozentin, Außenseiter zu integrieren. Durch Lob und dem dosierten Hervorheben der guten Seiten kann es gelingen.

6.4 Schweiger

Der TN hat ein Recht nur teilzunehmen und zuzuhören. Durch aufmunternden Blickkontakt und behutsamer Gestik kann es gelingen, die Person zu einem Redebeitrag zu motivieren, der dann positiv verstärkt wird. Außerdem lesen die sonst Schweigsamen gern vor oder berichten ihre schriftlichen Ergebnissen. Der Grund könnte sein, dass sie wenig Selbstbewusstsein haben und sich nicht trauen. Sie haben Angst, etwas Falsches zu sagen und sich zu blamieren. Diese Angst muss man ihnen durch eine offene Gesprächsatmosphäre nehmen, in der Fehler nichts Außergewöhnliches sind.

6.5   „Rotkäppchen-Effekt": vom Weg abkommen

Durch viele Redebeiträge kann es passieren, dass vom relevanten Punkt abgewichen wird. Dann ist es die Aufgabe des Leiters, z. B. durch die Frage, was der Redebeitrag mit dem Thema zu tun habe, wieder zum Thema zurückzuführen, wenn vorherige Erinnerungen nicht halfen. Außerdem kann man durch Fragen an die Gruppe zum Gegenstand lenken. Der G muss entscheiden, inwieweit ein Abschweifen vom Thema noch zulässig und nützlich ist. Wenn die Gruppe zwischendurch ein anderes aktuelles Thema diskutieren möchte und die Mehrheit damit einverstanden ist, kann vielleicht auch dieses Thema gewinnbringend für die Gruppe sein.

6.6   Seitengespräche während Beiträgen von TN

Diese können sehr störend und für den Vortragenden verletzlich sein. Wiederholen sich die auffälligen Seitengespräche, dann ist die Frage, ob sie ihre Ideen zu dem Thema nicht allen mitteilen möchten, durchaus berechtigt. Oft wirkt bereits ein Blick oder eine Geste und die TN hören dann wieder zu.

6.7   Unzufriedene

Natürlich kann Unzufriedenheit stets geäußert werden.

Es gibt jedoch TN, die sich selbst bei kleinsten Dingen beschweren. Der G kann sie beschwichtigen, indem er darauf hinweist, dass es nicht in seiner Macht stehe, es zu ändern (wenn dies zutrifft) oder man sichert zu, sich um die Angelegenheit zu kümmern. Auf jeden Fall sollten Beschwerden ernst genommen werden. Betrifft es die Gruppe, ist durch eine Diskussion dem Problem einer Lösung zuzuführen. Es handelt sich meist um Personen, die mit sich und daher auch mit anderem unzufrieden sind. Die Ursachen sind vielschichtig. Es kann evtl. an der fehlenden Beachtung liegen. Es ist zu überlegen, ob die Person einen Teil der Gruppenstunde gestalten sollte. Die Anerkennung und Beachtung kann bereits eine positive Verhaltensänderung auslösen.

6.8 Streiter

Glücklicherweise kommen Streitereien selten vor. Da es sich um Erwachsene handelt, sollten die beiden Kontrahenten selbst außerhalb der Veranstaltung ihr Problem lösen. Sollte es weiterhin zu Differenzen kommen, bietet man ein Dreier-Gespräch an. Laufen mehrere Kurse in der Woche, wäre auch ein Kurstausch denkbar.

6.9 Skeptiker

Nicht alles, was der G vorschlägt, findet Wohlwollen. Besonders die Loci-Technik und die Geschichtentechnik werden anfangs kritisch gesehen. Manchmal ist es jedoch erforderlich, hartnäckig zu bleiben und nicht sofort auf alle Wünsche der TN einzugehen. Nach qualifizierten Informationen der Trainerin und mehrmaligem Üben sind die TN bald von der Effektivität überzeugt.

6.10 Sehbehinderte

TN, die trotz Brille nicht so gut sehen können, gibt es in der Zielgruppe der Älteren nicht so selten. Ihre Merkfähigkeit ist gut ausgeprägt und dadurch lösen sie vorgelesene Rechenaufgaben im Kopf, ohne angeschriebene Zahlen genau zu entziffern oder vom Arbeitsblatt abzulesen. Sie sollten vorn in der Nähe der Tafel sitzen und Arbeitsblätter in Großschrift erhalten. Der Trainer sollte viele mündliche Aufgaben planen. Erfolgt eine Beantwortung der Reihe nach, dann weiß die TN durch das Drücken der Hand, dass sie an der Reihe ist. Es ist kaum ein Problem, Sehbehinderte in die Gruppe zu integrieren, gern helfen die weiteren TN. Ein Pate an der Seite kann eine gute Lösung sein (siehe ausführlich Kleinpeter 2010).

6.11 Schwerhörige

Jeder Dritte hat im Alter Hörprobleme. Sie haben es schwer, denn sie hören nur Bruchstücke der Unterhaltung und der Anweisungen und Erklärungen. Es bedarf enormer kognitiver Leistungen, um einigermaßen zu verstehen, worum es geht. Der Schwerhörige sollte gegenüber dem Trainer platziert werden, dann kann er von den Lippen ablesen. Er wird ermutigt, sich zu melden, wenn etwas nicht verstanden wurde. Das Bemühen um eine tiefere Sprache ist vorteilhaft für den Schwerhörigen, da hohe Frequenzen schlechter gehört werden. Die TN werden aufgefordert, auch präzise und mit deutlicher Lippenbewegung und nicht zu schnell zu sprechen und der Person mit Hörminderung das Gesicht zuzuwenden. Merkt der Trainer, dass die Information evtl. nicht aufgenommen werden konnte, dann wiederholt er sie. Störungen sind zu vermeiden und das Durcheinanderreden ebenfalls. Notwendig sind die Visualisierung an der Tafel und die Arbeit mit Bildern und Gegenständen. Ist die Schwerhörigkeit sehr ausgeprägt, dann kann es zu einer erheblichen Belastung für die Gruppe werden. Doch um der Vereinsamung, Isolation und dem kognitiven Abbau entgegen zu wirken, muss alles versucht werden, den Schwerhörigen zu integrieren (ausführlich Egloff 2010).

6.12   Verlassen der Gruppe

Es kann vorkommen, dass ein TN den Gruppenraum verlässt und nicht mehr wiederkommt. Der G kann einen anderen TN fragen, ob er sich darum kümmern könnte. Ist es möglich, ein Arbeitspapier zu verteilen, damit die Gruppe beschäftigt ist, dann sollte man selbst hinausgehen und mit dem TN sprechen, um die Ursache zu erfahren und dann entsprechend zu handeln. Sonst sollte die G in der Gruppe immer präsent sein.

6.13   Tod

Gerade bei Kursen, die über Jahre durchgeführt werden, sind Todesfälle zwar die Ausnahme, aber kommen vor. Empfehlenswert ist es, den Platz freizuhalten, wo der Gestorbene saß und dort eine Rose niederzulegen. Die Stunde beginnt mit einer Gedenkminute, um der/dem Toten zu gedenken.

Evaluation 7

Die Auswertung einer GT-Veranstaltung dient der Überprüfung, inwieweit die Ziele durch das Training erreicht wurden, ob die TN mit der Trainerin, dem Training (Planung, Durchführung, Inhalte, Methoden) und dem gesamten Ablauf zufrieden sind und die Qualität des GT verbessert werden kann.

Durch schriftliche Vor-und Nachtests kann überprüft werden, ob die angestrebten kognitiven Leistungssteigerungen erreicht wurden (ausführlich Prang 2010b). Diese Qualitätskontrolle wird in wissenschaftlichen Studien angewendet. Weitere Tests sollten sich nach 3–6 Monaten (wenn möglich) anschließen, um die Nachhaltigkeit des Trainings zu ermitteln. Es sind differenzierte Tests einzusetzen, je nachdem, welche Ziele durch das GT angestrebt wurden. Ziele sind leicht formulierbar, doch das Erreichen ist nicht immer einfach. Nur die passend ausgewählten Inhalte und Methoden und kontinuierliches Üben führen zum Erfolg.

In der Praxis erfolgt die Evaluation mündlich oder schriftlich möglichst nach jeder Stunde Es gibt unterschiedliche Methoden. Mit dem Einsatz von Karten erhält die G eher subjektive Ergebnisse, die dazu beitragen können, das GT zu verbessern. Eine anonyme schriftliche Bewertung mittels selbstentwickeltem individuellen Fragenbogen ist vorzuziehen, denn dann trauen sich die TN eher, gerade negative Aspekte zu nennen. Zur Qualitätssicherung verlangen in den letzten Jahren fast alle Institutionen eine schriftliche Bewertung der Dozenten und vergeben dazu ihre bewährten Standardfragebögen.

Sinnvoll ist auch zwischendurch der Einsatz von Smileys, wenn es schnell gehen muss. Auf einem Plakat oder Flipchart werden drei Smileys (☺ = eher gut; ☺ = eher mittelmäßig; ☹ = eher schlecht) in der Farbe gelb gezeichnet. Die TN erhalten einen Klebepunkt, platzieren ihn anonym zu einem Smiley und bewerten damit die

© Springer Fachmedien Wiesbaden 2015
E. Prang, *Gedächtnistraining 50+ planen, durchführen und evaluieren,*
essentials, DOI 10.1007/978-3-658-08487-5_7

Veranstaltung. Das Ergebnis ist aber ungenau, da es der G nicht zeigt, aufgrund welcher Aspekte die Bewertung erfolgte. Eine weitere Methode ist die Bewertung durch Meinungsbildung in Kleingruppen. Die TN diskutieren über die Qualität der Veranstaltung und formulieren für die G ein schriftliches Feedback. Hier kann es zum sogenannten „Schmetterlingseffekt" kommen: Eine negative Bemerkung führt zum „Umkippen" der bisher eher positiven Beurteilung der Gruppenstunden und umgekehrt (Siebert 2012).

Hinweise für die Gedächtnistrainerin

Die folgenden Grundsätze bilden die Quintessenz aus diesen Ausführungen und den Erfahrungen von professionellen G. Es sind normative Orientierungen, die sowohl für Ziel- wie auch Inhalts- und Methodenentscheidungen relevant sind. Sie sollten bei der Kursplanung und Durchführung individuell und mit Phantasie umgesetzt werden. Neben den didaktischen Postulaten der Zielgruppenorientierung und Teilnehmerpartizipation geben sie der G wichtige Grundsätze zum didaktischen Handeln (ohne Rangfolge), die zum Erreichen der Ziele und zum Gelingen des Kursverlaufs beitragen.

Die Gedächtnistrainerin sollte:
- begeistert und überzeugt sein vom GT, der „Funke" muss zu den TN überspringen können.
- sich gut vorbereiten, in dem sie eine offene, schriftliche Kursplanung mit ungefähren Zeitangaben, Zielen, Inhalten, Methoden und Material konzipiert.
- Lernsituationen planen und durchführen, die einen hohen Grad an Selbstorganisation und -tätigkeit auszeichnen.
- die Befindlichkeit der TN genau beobachten, z. B. Selbstabwertungen nicht zulassen und ihre Fähigkeiten betonen. TN loben, um das Selbstwertgefühl zu stärken. Flow-Erlebnisse und Humor fördern und die gute Stimmung.

© Springer Fachmedien Wiesbaden 2015
E. Prang, *Gedächtnistraining 50+ planen, durchführen und evaluieren*,
essentials, DOI 10.1007/978-3-658-08487-5_8

- die Methoden und Medien angemessen wechseln, um die Motivation zu erhalten.
- Lerntechniken und Informationen zum Denken und Gedächtnis vermitteln.
- Mehrkanalaufnahme anwenden, da Inhalte und Informationen nachhaltiger aufgenommen werden, wenn mehrere Sinne gleichzeitig beteiligt sind. Der visualisierten Vermittlung kommt wegen der besonderen Zuverlässigkeit des bildhaften Gedächtnisses eine exponierende Stellung zu.
- stets auf eine präzise Rhetorik achten. Die Instruktion sollte eindeutig und kurz erfolgen. Beispiele verdeutlichen das Gesagte.
- die Inhalte aus dem Lebenszusammenhang der Zielgruppe wählen (biografischer Ansatz). Immer wieder sollte der Alltagsbezug bei allen Lerntechniken, Merkhilfen und Theorieteilen hergestellt werden. Mit Beispielen und Geschichten gelingt es am besten.
- ihre methodischen Entscheidungen von der spezifischen Teilnehmersituation abhängig machen. Da die Lerntempi individuell sind, müssen für schnellere TN Zusatzaufgaben bereitgehalten werden.
- zum Üben zu Hause anregen und auf Wunsch Aufgaben mitgeben.
- jeden Lernstress und jede Assoziation mit verschultem Lernen vermeiden.
- Pausen anbieten, damit neben der Regenerierung auch die Möglichkeit der Kontaktaufnahme geboten und eventuellen Interferenzen vorgebeugt wird.
- Spaß am Lernen fördern, denn Lernen wird umso stärker gedächtniswirksam, wenn Gefühle beteiligt sind.
- kognitiven Übungen mit Bewegungselementen verknüpfen, um die Wirksamkeit des kognitiven Trainings zu steigern.

Was Sie aus dem Essential mitnehmen können

1. Gedächtnistraining trägt nachweislich zum Erhalt und zur Verbesserung der geistigen Fitness bei und wirkt nachhaltig.
2. Durch Gedächtnistraining können sich neue Neuronen und Synapsen entwickeln (Neurogenese). Sie arbeiten effizienter als die bestehenden und kompensieren teilweise den täglichen Verlust.
3. Grundkenntnisse über die Funktionsweise des Gehirns und die neuesten neurowissenschaftlichen Forschungsergebnisse bilden die Basis für ein effizientes Gedächtnistraining.
4. Strukturiertes didaktisches Handeln stellt sicher, dass Gedächtnistraining nicht nur effektiv ist, sondern auch Spaß macht.

© Springer Fachmedien Wiesbaden 2015
E. Prang, *Gedächtnistraining 50+ planen, durchführen und evaluieren*,
essentials, DOI 10.1007/978-3-658-08487-5

Literatur zum Weiterlesen

Baltes, P. B., & Baltes, M. M. (1989). Optimierung durch Selektion und Kompensation. Ein psychologisches Modell erfolgreichen Alterns. *Zeitschrift für Pädagogik, 35*, 85–105.

Caspary, R. (Hrsg.). (2008). *Lernen und Gedächtnis*. (5. Aufl.) Freiburg: Herder.

Egloff, E. (2010). Gedächtnistraining bei hörbehinderten Menschen. In H. Schloffer, E. Prang, & A. Frick-Salzmann (Hrsg.), *Gedächtnistraining*. Heidelberg: Springer.

Fleischmann, U. (1989). *Gedächtnis und Alter*. Bern: Huber.

Frick-Salzmann, A. (2010). Wie funktioniert das Gedächtnis. In H. Schloffer, E. Prang, & A. Frick-Salzmann (Hrsg.), *Gedächtnistraining*. Heidelberg: Springer.

Frick-Salzmann, A. (2014). *Geistig vital*. Heidelberg: Springer.

Friese, A., & Prang, E. (2008). *Aktivierungskarten für die Kitteltasche I und II*. Hannover: Vincentz.

von Glasersfeld, E. (1987). *Wissen, Sprache und Wirklichkeit. Arbeiten zum radikalen Konstruktivismus*. Wiesbaden: Vieweg.

Herrmann, U. (2008). Lernen findet im Gehirn statt. In R. Caspary (Hrsg.), *Lernen und Gedächtnis* (5. Aufl.) Freiburg: Herder.

Herschkowitz, N. (2008). *Das Gehirn*. Freiburg: Herder.

Horn, J. L., & Cattell, R. B. (1966). Age differences in primary mental ability factors. *Journal of Gerontology, 21*, 210–220.

Jank, W., & Meyer, H. (1994). *Didaktische Modelle* (3. Aufl.) Berlin: Cornelsen.

Kempermann, G. (2007). Nicht ausgeliefert an Zeit und Welt: Die Plastizität des alternden Gehirns. In P. Gruss (Hrsg.), *Die Zukunft des Alterns*. München: Beck.

Klauer, K. J. (2012). *Denksport für Ältere* (3. Aufl.). Bern: Huber.

Klauer, K. J. (2014). Training des induktiven Denkens. *Zeitschrift für Pädagogische Psychologie, 28*, 1–16.

Kleinpeter, M. (2010). Gedächtnistraining mit blinden und sehbehinderten Menschen. In H. Schloffer, E. Prang, & A. Frick-Salzmann (Hrsg.), *Gedächtnistraining*. Heidelberg: Springer.

Korte, M. (2012). *Jung im Kopf*. München: Pantheon.

Markowitsch, H. J. (2009). *Das Gedächtnis*. München: Beck.

Martin, M., & Kliegel, M. (2005). *Psychologische Grundlagen der Gerontologie*. Stuttgart: Kohlhammer.

© Springer Fachmedien Wiesbaden 2015
E. Prang, *Gedächtnistraining 50+ planen, durchführen und evaluieren*,
essentials, DOI 10.1007/978-3-658-08487-5

Miller, G. A. (1956). The magical number seven plus minus two: Some limits on our capacity for processing information. *Psychological Review, 63*, 81–97.

Picon, D. (o. J.). *Streichholzspiele.* Potsdam: Tandem.

Prang, E. (1997). *Gedächtnistraining in Theorie und Praxis.* Köln: KDA.

Prang, E. (2010a). Didaktik und Methodik. In H. Schloffer, E. Prang, & A. Frick-Salzmann (Hrsg.), *Gedächtnistraining.* Heidelberg: Springer.

Prang, E. (2010b). Evaluation. In H. Schloffer, E. Prang, & A. Frick-Salzmann (Hrsg.), *Gedächtnistraining.* Heidelberg: Springer.

Prang, E. (2011). Man lernt nie aus. *ProAlter, 43*(3), 48–52.

Puck, M. (2010a). Planung und Durchführung eines Gedächtnistrainings. In H. Schloffer, E. Prang, & A. Frick-Salzmann (Hrsg.), *Gedächtnistraining.* Heidelberg: Springer.

Puck, M. (2010b). Übungsüberblick- Kognitive Trainingsbereiche. In H. Schloffer, E. Prang, & A. Frick-Salzmann (Hrsg.), *Gedächtnistraining.* Heidelberg: Springer.

Schäfer, K.-H., & Schaller, K. (1976). *Kritische Erziehungswissenschaft und kommunikative Didaktik* (3. Aufl.) Heidelberg: Quelle Meyer.

Schloffer, H. (2010a). Grundprinzipien eines Ganzheitlichen Gedächtnistrainings. In H. Schloffer, E. Prang, & A. Frick-Salzmann (Hrsg.), *Gedächtnistraining.* Heidelberg: Springer.

Schloffer, H. (2010b). Senioren. In H. Schloffer, E. Prang, & A. Frick-Salzmann (Hrsg.) *Gedächtnistraining.* Heidelberg: Springer.

Siebert, H. (2012). *Didaktisches Handeln in der Erwachsenenbildung.* (7. überarbeitete Aufl.) Augsburg: Ziel.

Spitzer, M. (2007). *Lernen. Gehirnforschung und die Schule des Lebens.* Berlin: Spektrum Akademischer Verlag – Springer-Verlag.

Westerhoff, N. (2008). Neurodidaktik auf dem Prüfstand. *Gehirn & Geist, Magazin für Psychologie und Hirnforschung* (Nr.12/2008). Heidelberg: Spektrum der Wissenschaft.

Winterler, A. (2004). *Professionell lehren und lernen.* Darmstadt: Wissenschaftlicher Buchverlag.